中华科技传奇丛书

从望闻问切到戊肝疫苗

葛洪亮　编著

上海科学普及出版社

图书在版编目(CIP)数据

从望闻问切到戊肝疫苗/葛洪亮编著．——上海：
上海科学普及出版社，2014.3
(中华科技传奇丛书)
ISBN 978－7－5427－6040－1

Ⅰ.①从…　Ⅱ.①葛…　Ⅲ.①中国医药学－医学史－
普及读物　Ⅳ.①R－092

中国版本图书馆 CIP 数据核字(2013)第 306701 号

责任编辑：胡　伟

中华科技传奇丛书
从望闻问切到戊肝疫苗
葛洪亮　编著
上海科学普及出版社出版发行
(上海中山北路 832 号　邮政编码 200070)
http://www.pspsh.com

各地新华书店经销　三河市华业印装厂印刷
开本 787×1092　1/16　印张 11.5　字数 181 400
2014 年 3 月第一版　2014 年 3 月第一次印刷

ISBN 978－7－5427－6040－1　定价：22.00 元

前言

祖国传统医学是一个伟大的宝库，不但历史悠久，内容丰富，而且对世界医学的发展也作出了极其独特的贡献。祖国传统医学几千年来绵延不绝，流传至今，绝不是历史的偶然。它在医疗实践过程中，确实能治愈常见病、多发病，对于急性病、疑难病也有较好的疗效，深受人民群众的信赖。并且几千年来，祖国传统医学形成了一套比较完整的医药理论体系，积累有上万部科学文献。

现在，不论在国内还是国外，很多读者对我国医药史的发展很有兴趣，并希望深入了解。我们选择了祖国传统医药史上具有代表性的大约40个题材，分为中国名医风采、中医经典名著、中医理论浅说、中医诊疗方法、奔向世界的中国医学等四章，介绍了人物、著作、医术、医具、药的剂型、药理、医学教育，内科、妇科、伤骨科、小儿科、眼科等科的发展，民族医药对祖国医药学的贡献，以及古代中外医药界的交流等方面内容。我们力求通过这些题材，能正确地反映我国古代医药发展的脉络。在取材上尽量以考古实物、历史记载为依据，各篇配上形象生动的插图和史迹照片，以期引起读者阅读兴趣。

全书浓缩了祖国医学理论的基本特点和祖国医药文化的发展脉络，充分展现了祖国医药文化的内涵与外延，同时也展示了祖国医药文化博大精深的独特魅力，是一部集知识性、趣味性、科学性于一体的医学科普著作。

编著

目录

一、祖国名医风采

二、中医经典名著

五、奔向世界的祖国传统医学

一、祖国名医风采

中医之祖扁鹊

⊙拾遗钩沉

扁鹊，姓秦，名越人，勃海郡郑州（今河北省任丘县北药王庄）人，春秋战国时期名医。

因为秦越人医术甚高，继承和发扬了前人的医学理论并总结了民间医疗经验，治好了许多生命垂危的患者，因此人们就把他和黄帝时的扁鹊相比，并且称呼他“扁鹊先生”（传说，在我国的黄帝时代，也有一位名医叫“扁鹊”，其生平事迹已无法考证）。时间长了，“扁鹊”这个尊称便代替了他的本名而流传至今。

少年时期，扁鹊家里是经营旅店的。扁鹊青年时代，结识了良医长桑君。在他们的交往过程中，长桑君将自己的医学技术和药方都传给了扁鹊。从此，扁鹊就开始了行医生涯，巡诊列国。一生到过晋、虢、赵、齐、秦诸国，上至君臣，下至百姓，不论高下，一概诊治。医术精湛，才识颇深，疗效卓著。在秦，他治愈了七天昏迷不省的秦穆公；在晋，他治愈了昏迷五天失去知觉的赵简子；在虢，他治愈了当时认为已经死了的王太子的“尸厥症”（一种严重的昏厥病）。

扁鹊是总结我国战国以前医学经验的第一人，是目前有史可查的最早的一位著名医学家，因此有人称他为“医学师祖”。他精通内科、妇产科、小儿科、五官科、针灸各科，特别在望色和切脉方面有高深的造诣。在《韩非

神医扁鹊

子·喻老》篇中记载着一段关于扁鹊望诊的故事。

有一次，扁鹊路过蔡国，见齐桓公气色不好，便对齐桓公说："你已经生病了，病在皮肤表浅部位，如不赶快治疗，就会加重。"齐桓公听后不以为然。扁鹊走后，齐桓公对左右大臣说："医生总喜欢把没病的人说成有病，借以谋取名利和炫耀自己的医术高明。"过了十天，扁鹊又遇见齐桓公，根据齐桓公的面色，又说："你的病已深入到肌肉和血液里，如不赶快治疗，将会加重。"齐桓公听了，很不高兴，扬长而去。又过了十天，扁鹊第三次见到齐桓公，发现他的气色较前两次差得很远，严肃地奉劝齐桓公："你的病已深入到肠胃。若再不治疗，就无法治了。"齐桓公听了，不但不加理睬，反而认为是倒霉，非常生气，扭头就走。到了第四次，扁鹊看到齐桓公已不可救药，只是瞥了他两眼，便急忙走开了。齐桓公对此不解，急忙派人追上前去问扁鹊："你为什么不理睬桓公就走了?"扁鹊回答说："病在体表，我用汤药和热敷的方法，可以将其治好；若深入到肌肉和血液，我用针灸可治好；若病深入到肠胃，我用药剂也可以治好，但桓公不听劝告，拒绝医治，到目前病已深入骨髓，无药可治他的病了，我只好避开。"事过几天，齐桓公果然全身痛苦难忍，急忙派人去请扁鹊，可是扁鹊已到秦国去了，齐桓公很快就死了。从这个故事中不难看出，扁鹊确实精于望诊，医疗技术非常高明。

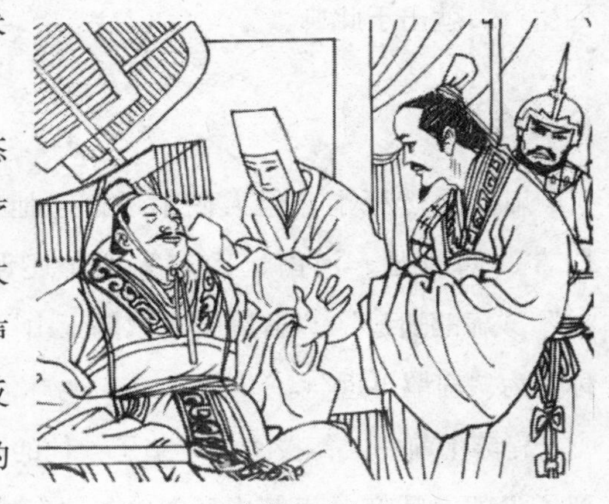
扁鹊见齐桓公

由于扁鹊能够以实事求是的态度研究医学，并能吸取民间的医疗经验，因而，在医学上取得了很大成就，在人民群众中享有很高的声望。但他遭到了一些无耻之徒的反对，公元前310年，被忌妒贤能的秦太医令李醯派人杀害了，终年97

岁。死后葬于陕西省临潼县南陈村，遗址至今尚存。

⊙史实链接

在治疗虢太子病的过程中，扁鹊运用自己高超的医疗技术，与以中庶子为代表的相信鬼神的天命论者进行了一场尖锐的斗争，有力地批判了巫术迷信思想。当时，扁鹊巡诊来到虢国，恰遇正为太子筹办丧事，于是，遂问太子的侍从官中庶子："太子死于什么病？"中庶子回答说："邪气压倒正气，而又不得发泄，突然暴发昏厥而死。"接着扁鹊详细地询问发病经过和尸体状况，立即作出"太子还没有死，能够救活"的判断。而中庶子是个非常讲迷信的人，只信鬼邪，不信科学，更不敢相信死人可以救活，便对扁鹊说："你这不是荒诞的无稽之谈嘛！这话连小孩子都骗不过。"虢君知道此事后，就请扁鹊诊治。扁鹊经过详细检查之后，说："太子并未死，这是一种'尸厥症'。"遂和他的弟子一起采用针灸、热敷、汤药等治疗手段，救活了太子。我们平常所说的"起死回生"，就出于此典。

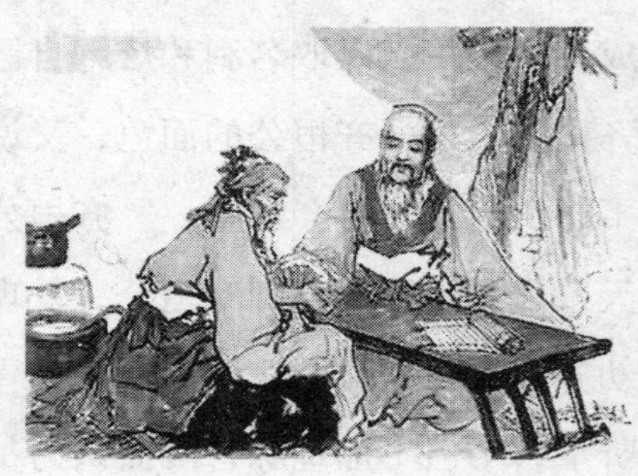

扁鹊医治虢太子

⊙古今评说

扁鹊虽然死了，但人们永远怀念他、敬仰他。直到现在，他到过的地方，如河北、河南、山东等地，还保存有诸如"扁鹊故里""扁鹊村""扁鹊遗迹""扁鹊庙""鹊王山"等，若哪位医生医术高明，则被称赞为"扁鹊再世"。

扁鹊生前一共传授了九个弟子，他的高明医术就靠这些弟子传了下来。到了汉朝，还有《扁鹊内经》9卷、《外经》12卷和《泰始黄帝扁鹊俞拊方》十三卷等有关扁鹊的医书见于《汉书·艺文志》。现存汉朝的医书《难经》就是根据扁鹊的医术，尤其是关于脉诊知识而整理成的。至今仍在人类的卫生保健事业中发挥着重大作用的祖国传统医学，其许多基础理论都与扁鹊有密切的关系。

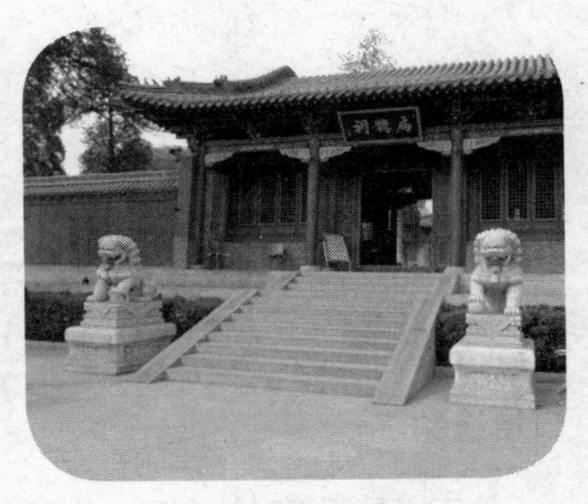

扁鹊祠

病例之父淳于意

⊙拾遗钩沉

淳于意是西汉时的名医，他年少时聪慧过人，喜欢读一些经典医书，甚至过目成诵。他很得意，经常自告奋勇地帮助乡邻治病。可他只会照本宣科地搬照医书，开出的药方根本不能治病，饱受乡邻的嘲笑。后来，淳于意明白了行医不仅需要掌握医理知识，还要懂得活学活用。于是，他拜同乡名医公孙光为师，潜心学习医术，深得公孙光的真传。

不久，公孙光见他勤奋聪慧，是个可造之材，便将他推荐给医术更为精湛的公孙阳庆为徒。年过七旬的公孙阳庆十分喜欢聪慧好学的淳于意，将自己毕生所学的秘籍、古方全部传授给他。没过几年，淳于意便学成出师，开始挂牌行医，将所学到的医术灵活运用于临床诊断中，终于成为一代名医。

青出于蓝的淳于意在诊病时，并不盲目套用惯常的治病手法，而是经常根据患者的实际情况，采用最为恰当的治疗方式。一次，齐王身边的保健医生，因患病后服用自炼的五石散，加重了病情，请淳于意诊治。淳于意把脉后告诉他说：“你患的是内热，而五石散药性刚猛，自然会加重病情。”于是劝告他不要继续服用。此人自以为精通医术，举出扁鹊的话反驳他道：“扁鹊曾经说过，‘阴石以治阳病，阳石以治阴病’。难道你还能比扁鹊更厉害

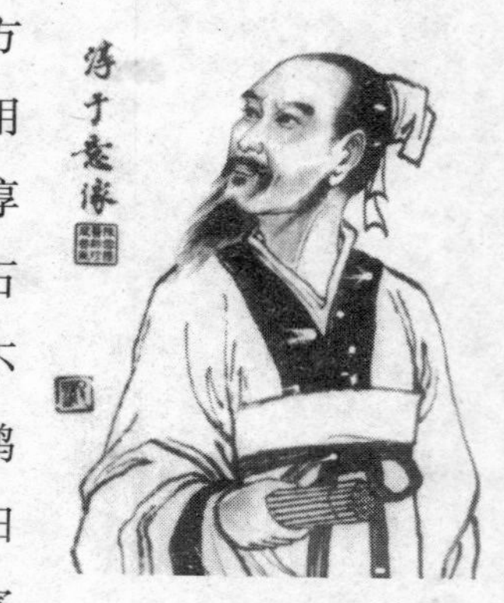

名医淳于意

吗？”淳于意说道：“治病时应该参照患者的体质和病情灵活变通，任何治病之法都不是金科玉律，适用于所有患者啊！”淳于意见他不听从自己的劝谏，便预言他若继续服用五石散，便会发痈而亡。果然，百天过后，固执的遂乳上发痈，不久便不治身亡了。

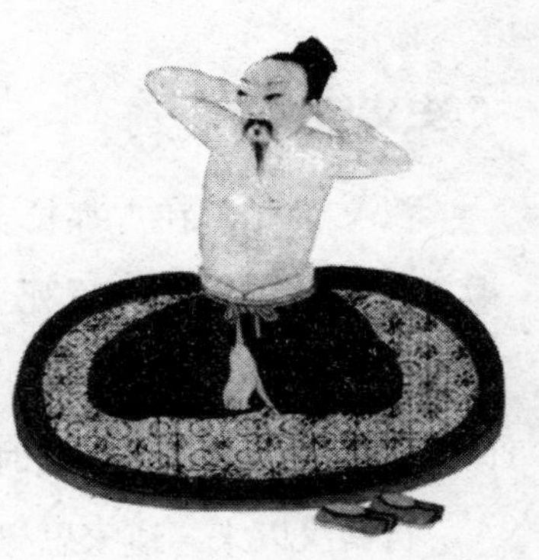

淳于意物理疗法

精确的诊脉技术，只是淳于意医术中的冰山一角。他在临床中不仅采用药物治疗，还广泛运用各种物理疗法及针灸术。一天，淄川王生病了，感觉头痛发热、四肢疼痛，于是请淳于意诊治。经过诊断后，淳于意认为淄川王是因为临睡前洗头未干而导致的伤风感冒，他立即用冰水冷敷淄川王的额头，帮助他降温，并用针刺足上的多处穴位。没过多久，淄川王的病便痊愈了。现在，我们在感冒发热时，经常使用冷敷额头、酒精擦身等物理降温的办法，殊不知在两千多年前的汉朝，我们的祖先就已经开始使用了。

文帝曾在宫中召见淳于意，向他询问有关行医的情况。淳于意告诉文帝，自己在诊病的过程中，将患者的姓名、年龄、性别、职业、籍贯、病状、病名、诊断、病因、治疗、疗效等信息真实地记录在案，称作“诊籍”。

淳于意所说的“诊籍”，是我国最早见于文献记载的医案，开创了后世医案病历的先河，成为现代病历的雏形。这是淳于意对中医的最大贡献。据《史记》记载，淳于意将患者的病情和治疗结果记录下来，并写下《诊籍》《决生死秘要》等专著，可惜都已经失传。值得庆幸的是，《扁鹊·仓公列传》中记载了25则典型医案，其中治愈15例，不治10例，涉及现代医学的消化、泌尿、呼吸、心血管、内分泌、脑血管、传染病、外科以及妇产科、儿科等多个领域，为后世留下了很多早期诊病的珍贵资料。

⊙史实链接

汉文帝时，在古都长安的皇宫中，一位名叫缇萦的年轻女子，为了救赎被人诬陷的父亲，冒死上书文帝，自愿成为官婢，以求赦免父亲的肉刑（古时伤残肢体的刑罚）。文帝深受感动，释放了她的父亲，并从此废除肉刑。缇萦的父亲便是当时的医家淳于意。

自秦汉以来，道家思想盛行，许多皇亲贵胄为了长生不老，经常炼制丹药，服食五石散。淳于意认识到服食五石散不但不能延年益寿，反而会对身体造成伤害。他忧心忡忡，指出了炼服五石散的危害，诚心诚意地规劝他们停止服药。谁知，服药的贵族不但不理解淳于意的这片好心，反而怀恨在心，认为淳于意存心阻挠自己寻求长生不老。

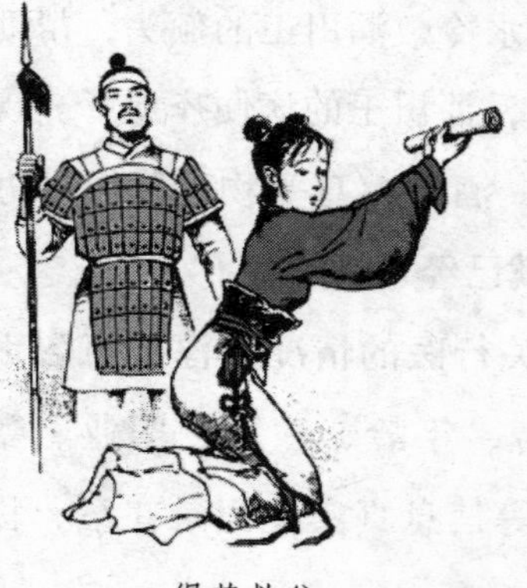
缇萦救父

另外，心怀苍生的淳于意曾多次谢绝一些诸侯王聘请他为宫廷医师的好意，让他们颜面尽失。于是，这些达官贵人便一起诬陷淳于意，说他是一个庸医，经常迫使患者损毁他。百口莫辩的淳于意被判处肉刑，押赴京城受刑。临行前，他的小女儿缇萦随父前往，这才上演了历史上“缇萦救父”的感人故事。

⊙古今评说

古时，医术被视为一种谋生的秘术，许多身怀绝技的医家只将自己的医术传授给亲近之人，因而造成许多神奇的医术不能施惠于广大百姓，甚至失传。淳于意学艺之时，他的恩师公孙光和公孙阳庆都曾告诫过他，不要将所学医术另授他人。淳于意也信誓旦旦地作了保证。谁知，当他成为国医圣手后，很多慕名前来的人追随他学习医术，他不吝赐教，先后教导了宋邑、冯信、唐安、高期、王禹、杜信等七人，成为秦汉时期文献记载中带徒最多的一位医家。

淳于意深知只有优秀的医生越来越多，天下的百姓才有更多的机会得到良医的诊治，尽快祛除病痛。于是，他打破了传统授徒的局限，公开授徒传教，对后世医学的发展产生了深远的影响。

医圣张仲景曾在《伤寒杂病论》序文中说：“上古有神农、黄帝、岐伯；中古有长桑、扁鹊；汉有公乘阳庆、仓公（指淳于意）；下此以往，未之闻也。”

外科先驱华佗

⊙拾遗钩沉

我国古代有一个“刮骨疗毒”的故事，讲的是在1700年前一个著名的外科医生华佗。故事说，三国时代的蜀国名将关羽，作战时胳膊中了一支毒箭，他把华佗请了来。华佗把他中箭的地方割开，用刀刮掉了骨头上的箭毒，然后敷上药膏，包扎起来，不久关羽的伤好了。华佗也就因此更出名了。当然，这是在文学作品中写的，但可以看出，在古代，华佗的故事确实流传很广。

华佗是三国时代沛国谯郡人(今安徽亳州，他自幼就爱学习，特别对数学更感兴趣。当时，诸侯连年混战，老百姓生活很苦，疾病很多，华佗放弃了数学，钻研起医术来。这时，曾有人推荐他做官，但他不干，他一心一意钻研医术，给人治病。

一次，华佗给一个船夫看病。船夫的肚子痛了好几天了，华佗诊断后告诉患者说“脾”烂了，必须马上割掉，船夫同意了。华佗给患者用酒服下一包“麻沸散”，没多久船夫就昏昏沉沉地不省人事了。华佗用手术刀把船夫的肚皮切开，一看，果然“脾”烂掉了一大块。华佗割掉了烂脾，止了血，又迅速地将肚皮缝好，接着在刀口处敷上生肌收口药膏。当船夫醒来的时候，病已

神医华佗

经去了一大半了。

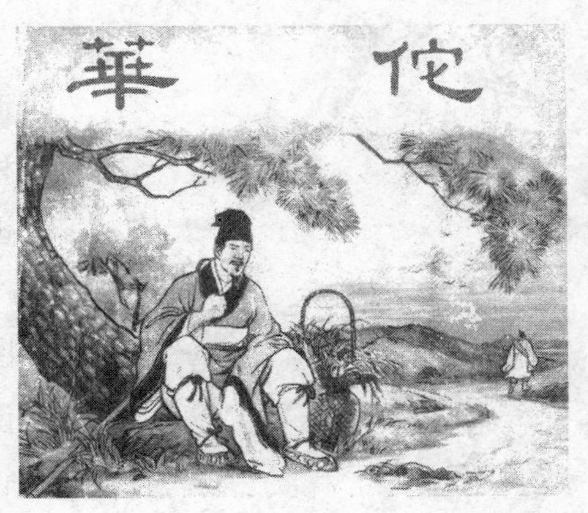

华佗采药

华佗给患者动手术用的是一种叫“麻沸散”的麻药，他发明的这种麻药在时间上要比西医早1600年左右。《后汉书》记载说，华佗用这种麻醉术，不仅能做腹部手术，切掉病肠，接通好肠，还能做切除肿瘤和剖腹取胎等大手术。华佗发明的全身麻药，对医学是一重大贡献，把外科手术学向前推进了一大步。

一次，有个李将军的妻子刚生孩子后，摔了一跤，肚子疼得厉害。经过华佗诊断，说是胎儿受了伤，将军夫妻感到好笑，胎儿生下了，还有什么胎儿呢？又隔了几天，将军的妻子肚子痛得要命，就把华佗请了来，一经诊断，华佗说胎儿已经死了，必须赶快取出来！华佗做了开腹手术，顺利地把死胎取了出来，事实证明将军妻子怀的是双胞胎。

华佗治病特别同情穷人。有一个推车的人突然在路上肚子痛得不能走了，同伴们把他抬到华佗家里。华佗见患者面色蜡黄，浑身缩成一团，断定得的是肠痈（就是现在所说的盲肠炎）。他给患者服了麻沸散，剖开腹部，切去了盲肠，缝好创口，涂上消炎膏，患者休养了一个月，就完全好了。

后来，曹操得了偏头风，他的所有官医没有一个能治，因此就把华佗召了来。经过细心的诊断，华佗选好了穴位，扎了几针，这样接连数次，曹操的病好了。因此，他要华佗留下来专为自己治病。华佗不愿只服侍一个人，假说妻子有病，回家看望，再没回来。曹操派人前去察看，并吩咐：“如果华佗的妻子真有病，就送他小豆四十斛；要是没有病，马上把他抓来！”于是，华佗被抓了来。曹操劝他留下，又遭到拒绝，华佗便被关进

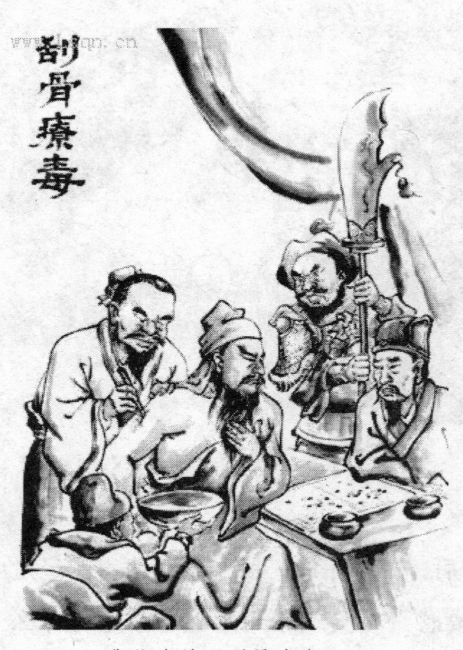

华佗为关羽刮骨疗毒

了监狱。有人劝曹操说：“华佗的医道很高明，应该赦免他的罪。”但这种劝说毫无作用，华佗在公元208年被杀害了。

据传说在临刑前，华佗把一生行医积累的经验都拿了出来，对看监的说：“这些都是救命的宝贵材料，把它转出去吧！”可是看监的胆小怕事，不敢照办。华佗含着眼泪，几十年的心血就此化为灰烬。这就是为什么这位为医疗事业奋斗了终生的人，没留下一篇著作的原因。

⊙史实链接

华佗不仅精通麻醉术和医术，还懂得锻炼身体是预防疾病的有效方法。有一天，华佗正在书房里读书，见一小孩把着门闩来回丢荡，他立即想到古书上“户枢不蠹，流水不腐”的话，人为什么不也这样天天活动活动，让气血流通流通呢？后来，华佗参考了“导引术’（全面锻炼身体的方法），对活动身体的方法进行了研究，编出了一套锻炼身体的拳法，名叫“五禽戏”。这种拳法模仿鸟的飞翔，模仿猴子的跳跃，模仿鹿那样伸转头颈，模仿虎那样扑动前肢，模仿熊那样卧倒身子，使全身的肌肉、关节都能活动起

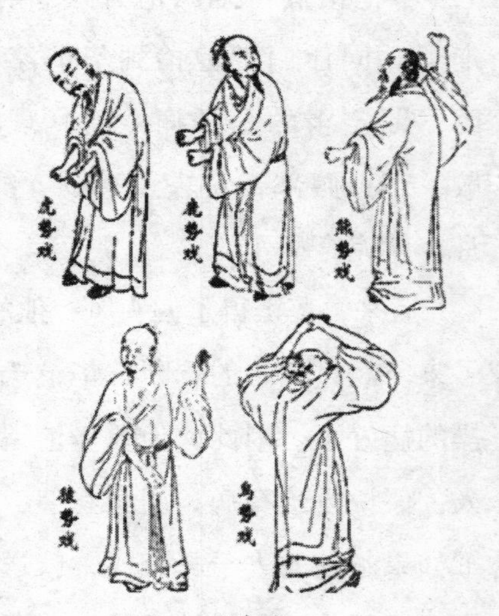

五禽戏

来。华佗的徒弟吴普，因照“五禽戏”天天锻炼，活了九十多岁。

⊙古今评说

尽管华佗逝去已逾千年，他的卓越贡献和高尚医德早已深入人心。在沛县的华祖庙里有一副对联：“医者刳腹，实别开岐圣门庭，谁知狱吏庸才，致使遗书归一炬；士贵洁身，岂屑侍奸雄左右，独憾史臣曲笔，反将厌事谤千秋。”或许这是人们对他最好的纪念，倘若华佗地下有知，也该含笑九泉了。

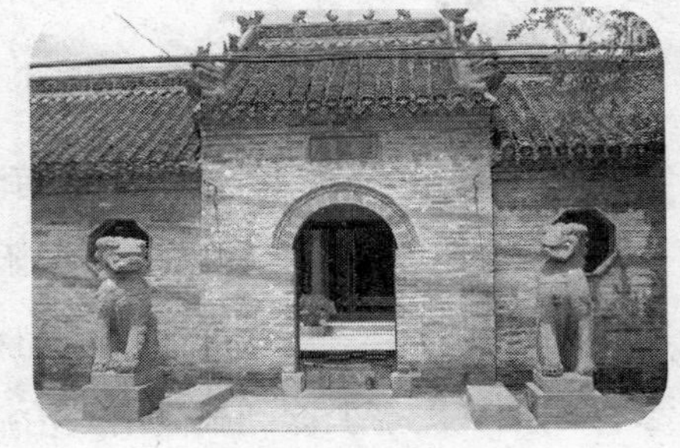
华祖庙

在中国，华佗是神医的化身。他在生不满百岁的岁月里铸就了惠及千秋万代的成就，直到今天，人们还用“华佗再世”、“元化重生”称誉名医，可以想象他在人们心目中的地位，这在世界医学史上是极为罕见的。

医圣张仲景

⊙拾遗钩沉

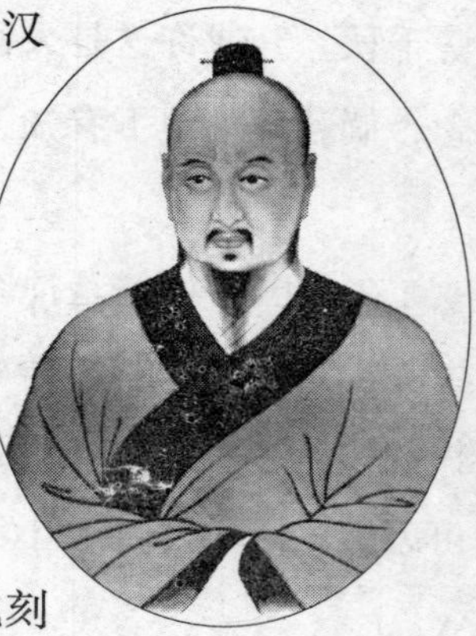

张仲景，名机，字仲景，号南阳，又号长沙，汉末著名医学家，出生在南阳郡涅阳（今河南南阳邓州市和镇平县一带），从小勤奋好学，读书很多。当他从史书上读到扁鹊给人治病的故事时，深受启发。他考虑：民间有这么多疾病和痛苦却没有人问，我为什么就不能像扁鹊那样，把救死扶伤、解除人民的疾病痛苦当作自己的责任呢？在这种志向下，他拜名医张伯祖为师，他不知疲倦地刻苦学习，因此，在年青时代，就已经掌握了丰富的医学知识了。

医圣张仲景

东汉末期，由于军阀混战，弄得民不聊生，引起了瘟疫的流行。不到十年时间，人口死去了将近三分之二。张仲景辞去了当时担任的官职，决心致力于医学研究，为消灭瘟疫而奋斗。

张仲景翻遍了古代所有的医书，反复研究古人的宝贵经验。他还到民间去搜集有效的药方。张仲景就这样刻苦钻研学习，逐渐掌握了用“辨证论治”的方法来医治瘟疫。

有一年夏天，张仲景到湖南去，正碰上瘟疫大流行。他给一个姓李的患者看病。张仲景给患者试了脉，发现脉搏跳得快而有力；舌苔又黄又厚；肚子发硬。张仲景对患者的老母亲说：“您的儿子得的是伤寒症。这种病是由病邪侵入体内引起的。现在病邪已经深入到肠胃里了，我要用凉药通通他的大便，把病邪给泻出去。”

张仲景就是这样根据病情的不同情况，细心琢磨着运用辨证论治的方法。这种方法挽救了无数人的生命。

又经过无数次的探索、实践，张仲景把感冒受寒的病症分辨成六类八型，如虚症、实症、热型、寒型等。

通过伤寒感冒病类型的划分，使古代辨证论治的方法更具体、更丰富了。从此，治疗伤寒一类的疾患也就更有把握了。

张仲景除审病诊疾之外，还经常去野外深山中采药，他注重实践，不畏艰难，翻山越岭为村民治病。相传张仲景有一天去桐柏山采药时遇到一位白发苍苍的老者，老者请他看病，张仲景很高兴地为他诊病，当张仲景为老者切脉时感到十分惊讶：“为什么你会有兽的脉象呢？”老者笑着说：“我确实不是人，我是深山中的一只老猿。”张仲景并没有因此而远离老者，而送给他一些药物，老猿吃完后果然病情好转。第二天，老猿依然变成人。为了感谢张仲景，送给他一根万年古桐。相传后来张仲景请琴师用古桐制作了两张琴，一张叫“古猿”，一张叫“万年”。这虽然只是神话，但其充分说明张仲景高超的医术和人民对他的怀念。

张仲景善于学习，勇于创新。他不仅全面发展和充实了辨证论治方法，还创造了许多独特的医疗技术。

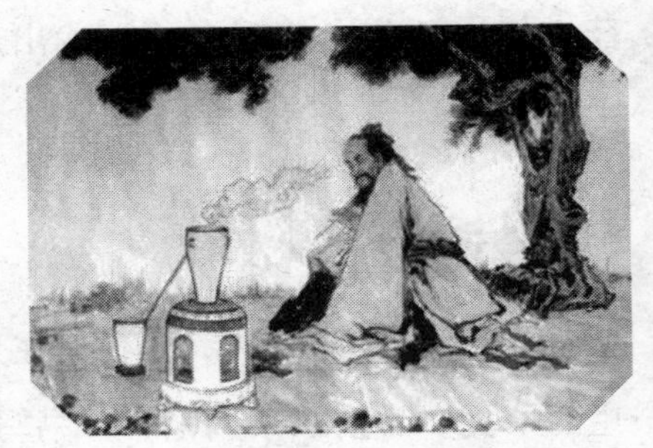
张仲景治疗瘟疫

张仲景到了晚年，把几十年行医的经验写成一部著名医书，叫《伤寒杂病论》。又经过后人的整理，分成两部，一部专讲外感，叫《伤寒论》；另一部讲各种杂病，包括内科、外科、妇科和饮食卫生等叫《金匮要略》。对理、法、方药、“四诊”、“八纲”、“六经辨证”均作了详细的论述，为祖国传统医学奠定了坚实的基础。后世，人们为了纪念张仲景对医学的伟大贡献，称他为“医圣”。

⊙史实链接

张仲景不但敢于大胆实践，而且还善于从中总结经验教训。

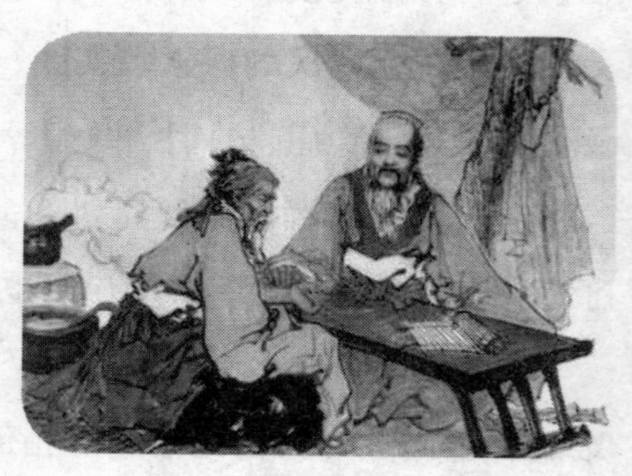

张仲景诊脉图

有一次，有两个小贩因被雨淋而病。试脉的结果：第一个患者的脉跳得不快不慢，手腕上有不少汗水。第二个患者的脉则跳得很快。张仲景以为都是感冒，一发汗就好了。于是给每人服了麻黄汤。

第二天一早，张仲景先去看第二个患者，他因吃药后出了大汗病好了。他又去看第一个患者。出乎意料的是患者也发了一身汗，病却加重了。张仲景十分纳闷：既然两个人都是感冒，而且都是吃了同样的药，为什么效果不一样呢？经过反复思考，他恍然大悟：原来当时患者一个有汗，一个没有汗。没有汗的患者，吃了药发了汗病当然会好，那有汗的患者，吃了药继续出汗怎会好呢？原因找出后，张仲景改用桂枝汤，果然患者病好了。

⊙古今评说

作为一代医学伟人，张仲景在人类医学发展史上，为后人留下了光辉灿烂的一页。《伤寒杂病论》一书写成至今已经历了近两千年的风风雨雨，千百年来它一直受到了医学界的大力推崇，被公认为是祖国传统医学方书的鼻祖，并被学术界誉为讲究辨证论治而又自成体系的、最有影响力的临床经典著作。历史上曾有四五百位学者对《伤寒杂病论》的理法方药进行探索，留下了近千种专著、专论，从而形成了中医学术史上甚为辉煌独特的伤寒学派。张仲景的著作不仅成了我国历代医家的必读书，而且还广泛流传到海外。如朝鲜、日本、越南等国。科学是没有国界的，在今天，张仲景的学术思想和宝贵的临床经验已成了全人类的共同财富。

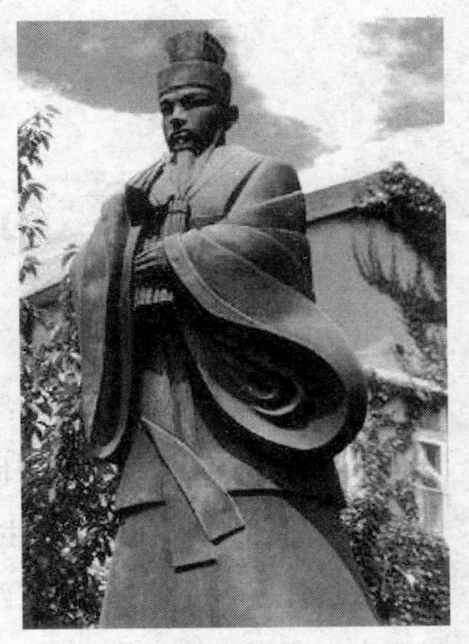

医圣张仲景雕像

药王孙思邈

⊙拾遗钩沉

古语说："人生七十古来稀。"但我国唐朝有个医学专家孙思邈却活了101岁，因此也有人称他为养生家。

孙思邈是京兆华原（今陕西省耀县）人。他小时候多病，因家里穷看不起医生，所以身体长时间不好。为了自己能有个好身体，加上他看到当时有更多的人因有病治不起死去了，所以，他从小就有个念头：将来一定做个医生，为穷苦百姓治病。

孙思邈为了学习医术，他广泛搜集医学书籍，不分昼夜地苦心学习，如果听说哪里有治病良方或有经验的医生，不管路途多远他总要千方百计去学习，向人求教。这样他很快就成了受人欢迎的医生。

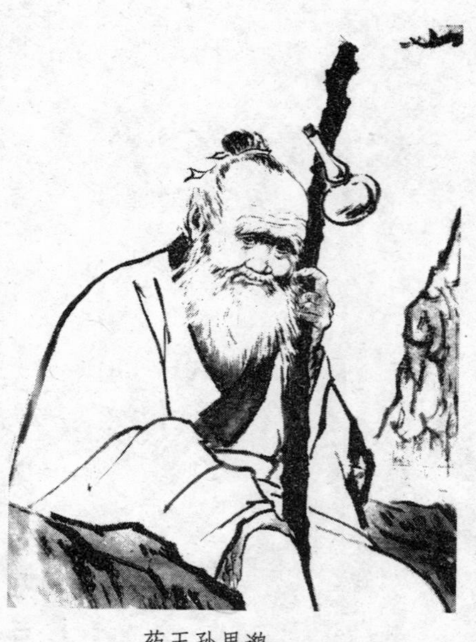

药王孙思邈

孙思邈还很年轻的时候，就能为人治病了。由于他的医术很高，皇帝要他当医官，但他不干，他仍旧留在农村，全心全意地为穷苦人治病。如果患者穷或缺人照料，他就亲自熬汤煎药，不收患者的药钱，甚至把自己的房间让给患者住。要是需要出诊，不管刮风下雨，深更半夜，他也要赶去，抢救患者。

他对医术有着精益求精的精神。他曾这样说："有的人只读了三年方书，就说天下没有不能治的病了。可是等到治上三年病后，又觉无可用之方，才知道自己不行了。所以说，学习医学必须勤奋虚心，还要有攻克整个医学堡垒的毅力和精神，也要有善于观察和思考的科学态度，否则就自己误了自己了！"

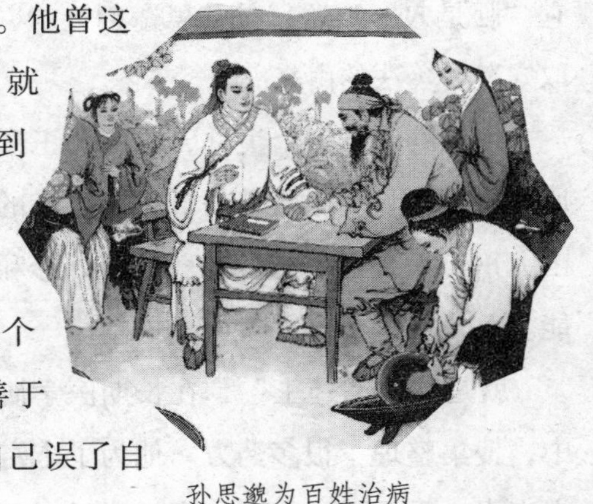

孙思邈为百姓治病

一天，有四个人抬着一口棺材走在路上，孙思邈见棺材底下不断滴着鲜血，当他问清楚棺材里装的是死人时，就以医生身份要求打开棺材看看。棺材打开了，只见死者是个妇女。孙思邈给她品了脉，然后选好了一个穴位，立即把针扎了下去，一会儿，一个胖娃娃呱呱坠地了!孙思邈又给这产妇用了药，很快产妇就苏醒了过来。孙思邈一针救了两条命，当时在场的人谁不称赞他是神医呢!

另一次，有个患者撒不出尿来，去哀求孙思邈救救他。孙思邈断定是排尿口堵塞。这时正巧有个小孩拿着葱管在吹着玩，他要来葱管把尖剪去，小心翼翼地插进了患者的尿道，用力吹了吹，果然尿顺利地顺着葱管流出来了！要知道孙思邈这一大胆的试验，竟使他成了世界上第一个发明导尿术的人。

孙思邈擅长针灸，他冲破了一些传统框框，创造了一种"以痛取穴"的针灸方法。

一次，他给一患者扎针，连扎几针仍不见效，心想：能不能找个新穴位呢？他一面问着患者哪里痛，一面用手沿大腿轻轻往前掐着，果然，他一下子掐到了痛处，患者叫起来了："啊……是……"孙思邈立即照准这地方扎了一针，患者的腿马上不痛了。这个穴古书上没有，于是孙思邈就叫它“阿是穴”。这就是孙思邈创造“以痛取穴”针灸法的由来。

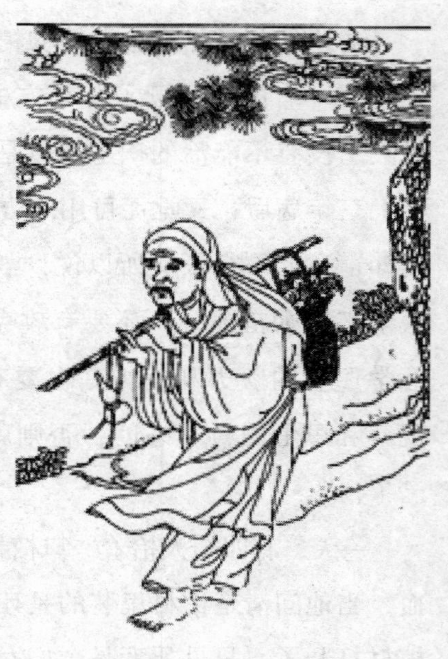
孙思邈采药图

孙思邈还有一个美称，叫“药王”。原因是他不仅为采集药材，跑遍所有的名山大川，而且还熟悉各种药物的外形和性能。

就是这位“药王”，在长期医学研究中，搜集整理了很多药方。他为了丰富医学宝库，只要听说“有一事长于己者”就是远隔千山万水，也要亲自登门拜访。到70岁的时候，孙思邈把这些药方编辑、整理，写成了一本《千金要方》。又过了30年，孙思邈已是百岁老人了，他又把后30年积累的药方，编成另一部书，叫《千金翼方》。“千金”是贵重的意思，“翼”是辅助的意思，他用千金翼方来补充千金要方。

⊙史实链接

孙思邈不仅懂得医术，而且还懂得营养学。那时山区里的穷苦百姓，不少人得雀盲症（就是现在的夜盲症），而富人就得脚气病。孙思邈把这两种病症对照起来思考，肯定了发病原因都是营养不均衡造成的。因为穷人吃糠咽菜，必然缺鱼肉的营养，所以他就让患者多吃点动物肝，这样，果然有了成效。许

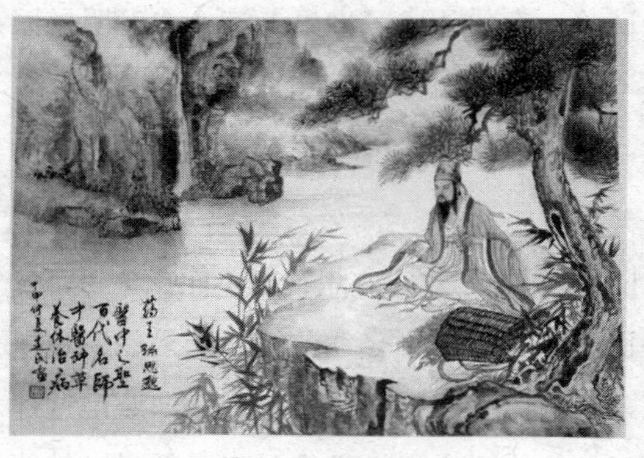
孙思邈养生图

多雀盲症患者，晚上就能看见走路了。至于富人的病，是因为他们平日只吃山珍海味，白米精面，所以缺乏的是米糠、麸子这类食物含的营养，于是他就让得脚气病的人多吃些粗米粗饭，结果也有了成效。

现代医学早已查明，夜盲症是因人体内缺少维生素A，维生素A肝脏中含量最多。脚气病是因人体内缺乏维生素B_1这种物质，米糠、麸子中含得最多。正由于孙思邈大胆地探索，所以他是世界上第一个记录脚气病的人，他的记录比外国人早1000年左右。

⊙古今评说

唐高宗永淳元年(公元682年)，孙思邈在他隐居的五台山安详离去。一个多月后，人们准备将他下葬时，发现棺材很轻。打开一看，里面只剩下几件衣服，人们便相传孙思邈已经羽化登仙而去。宋时，宋徽宗还敕封孙思邈为“妙应真人”，到了清代，顺治帝又尊奉他为“神医”。

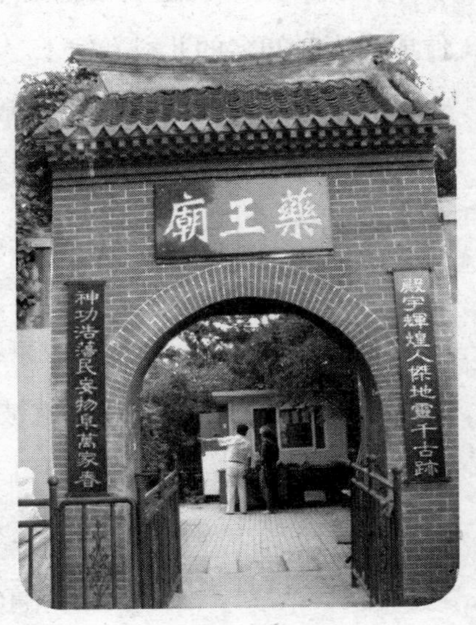

藥王廟
殿宇輝煌人傑地靈千古跡
神功浩蕩民安物阜萬家春
药王庙

从此，“药王孙思邈”的名字家喻户晓，人们将他所隐居的五台山改名为“药王山”。山上至今仍保留有许多有关孙思邈的古迹，如“药王庙”、“拜真台”、“千金宝要碑”、“洗药池”等，寄托了人们对他的深切怀念。

儿科鼻祖钱乙

⊙拾遗钩沉

钱乙，字仲阳，祖籍浙江钱塘，后曾祖父北迁，遂为北宋郓州（今山东省东平县）人。钱乙从小就跟随父亲及姑父学医，由于他勤奋学习，很快便成为当时知名的儿科专家。

治疗小儿的疫病是一项非常困难的工作。所以儿科自古以来被称为哑科，使许多医家望而却步。但钱乙并没有被吓倒，他知难而进，旁观博览，汇通古今，不拘一师，也不拘古法，根据自己的临床经验，辨证施治，终于对治疗小儿疾病达到了炉火纯青的地步。

宋神宗元丰年间，钱乙去京都行医，恰巧神宗长公主的女儿发热腹泻，非常严重。钱乙刚喝过酒，就被叫去看病，他摸了摸患儿的脉搏和额部，看了看耳后和舌头，对驸马太尉说："孩子可能要出麻疹，疹子出齐后就会好的。"可是驸马太尉认为看得不对，气呼呼地把钱乙责备了一顿。钱乙一言未答便退了出去。第二天，女孩果然出了麻疹，驸马又高兴，又觉得很难堪，亲自写了信向钱乙赔礼道歉，还请示皇帝授予他"翰林医学"的称号。

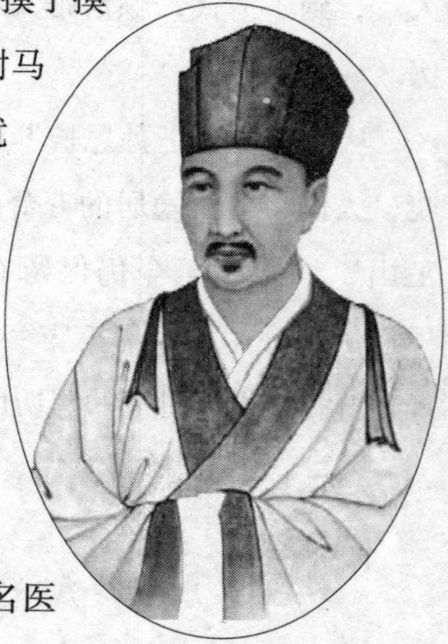

钱乙画像

后来，皇子仪国公得了抽风症，全国的名医都看过了，总是治不好，宋神宗十分紧张。这时，长公主对她父亲说：“郓州那个叫钱乙的医生，虽然出身贫贱，但有起死回生的本领，是否让他给看一看？”皇帝马上召钱乙进宫。这时，皇帝的御医们都用鄙视的眼光看着钱乙，希望他诊治失误，好趁此机会打击他一下。钱乙却镇定自若，因为像这一类的病，他已不知看过多少了。他仔细地检查了患儿，沉思了片刻，便拿起笔来，开了一剂“黄土汤”。神宗将信将疑，御医们也都皮笑肉不笑地看着他。钱乙坚定地说：“立即取药煎服！”不久药煎好了，皇后亲自给儿子喂药。说来奇怪，那皇子特别喜欢喝这个药，一会儿就把药喝光了，抽风也渐渐平息下来。神宗非常高兴，御医们却一个个目瞪口呆。后来，神宗赠给钱乙许多东西，还任命他当了“太医丞”。此后，皇戚贵族互相传说，纷纷请他看病。

后来，钱乙把自己治疗小儿疾病的丰富经验，与《黄帝内经》及诸家学说结合起来，写成了我国现存最早、最有实用价值的儿科专书——《小儿药证直诀》。但由于当时医务繁忙，随著随传，比较杂乱。后经宋朝另一儿科学家阎季忠校对编辑，才成为现存的刊行本。

钱乙以其高超的医术，出入于宫门，留迹于巷间，深受群众的欢迎。但是由于他少年贫苦，很早就患有身体虚弱症，中年后，又得了痹症而周身呈游走性疼痛。他常常自我调理，但因忌不住饮酒和冷食的习惯，后来疾病越来越重，甚至威胁到他的生命。他苦思冥想，自制方药，日夜饮服，终于将病灶转移到左侧手足末端，虽左侧手足拘挛不用，但解除了生命危险。他还亲登东山，采得一枚很大的茯苓，天天服

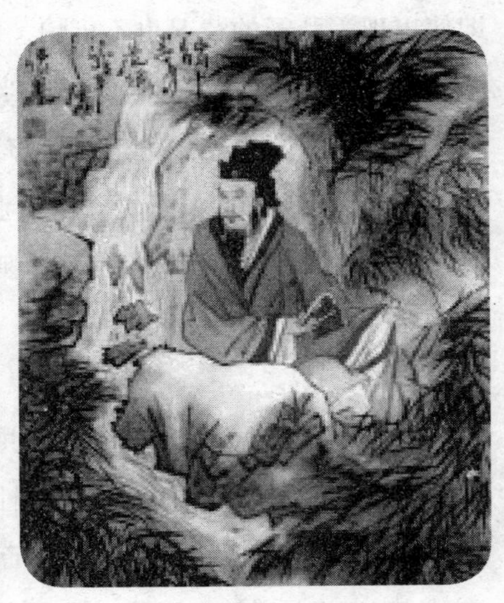
钱乙告老还家

用，身体才逐渐恢复过来。从此，他便辞去官职，告老还家，在疾病缠身的情况下，依然不忘研究医学。他经常坐卧于床上，孜孜不倦地阅读史书医籍，并且抱病应诊，不断地接待求诊的患者。近至邻舍，远至数百里，携幼抱儿者络绎不绝。

后来，他的挛痹症复发而加重，自觉已无法可治，便叫来了亲人一一诀别，随后便与世长辞了。

⊙史实链接

朱监簿的儿子，五岁，每天夜晚发烧，天亮了就退烧了。请了不少医生治疗，有的按“伤寒”治，有的按“火热”症治疗，用了不少清热解毒的凉药，都没有效果。患儿痰涎多，又喜欢睡觉，某医生用专治唾涎的铁粉丸治疗，企图用这些重镇药将唾涎镇坠下去，结果病情加重，至第五天患儿口渴，大量饮水。钱乙诊断后，认为患儿喜睡是脾气困乏造成的，而唾涎又是由于脾虚不能运化水湿所引起，不能再用此药了。朱监簿问道：“喝多了水会不会泻肚子呢?”钱乙说：“只要不喝生水是不会拉肚子的，即使出现泻肚子的情况也不可怕，但无论如何不能再用铁粉丸一类的重镇药了。”朱监簿又问：”那么应当先治什么病呢？”钱乙道：“治渴治痰，退热清里，用这一种药就足够了。”朱监簿虽然半信半疑，但还是勉强同意了钱乙的意见，让儿子继续服用白术散水煎剂，就这样连服3次白术散，其子果然不再口渴吐涎，又服阿胶散二剂，病就全治好了。

⊙古今评说

钱乙在儿科学方面的成就有目共睹，他为中医辨证学、方剂学发展作出的贡献是巨大的。由于时代的局限性，钱乙的学说也并非完美无缺。他创立的六味丸，仅重视了肾阴亏乏的一面，忽略了肾阳虚衰的一面。尽管如此，至少他为后人的继续发展奠定了基础，仅凭这一点，他就足以名垂史册。

《四库全书目录提要》称钱乙的书为“幼科之鼻祖，后人得其绪论，往往有回生之功”。钱乙本人也被誉为“儿科之圣”。为钱乙立传的刘跻评价道：“钱乙不仅医术被人称道，他诚实厚道的品行如同鸿儒，他奇特的气节堪比侠客，他医术盛行而功成身退，又类同于那些有道德的人。”

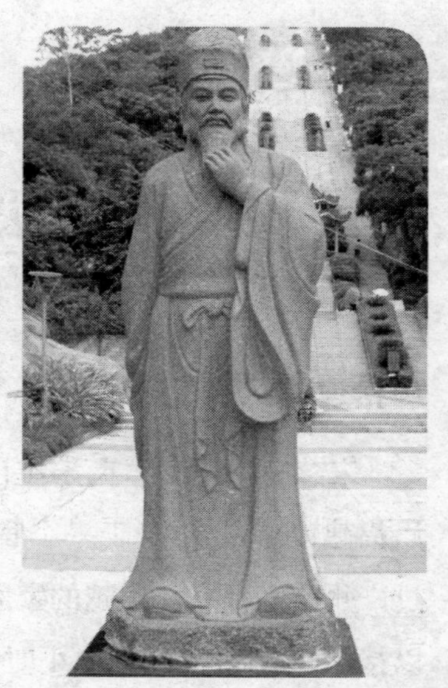

钱乙雕像

法医之祖宋慈

⊙拾遗钩沉

宋慈，字惠父，南宋杰出法医学家，建阳(今属福建)人氏，出身于一个官吏家庭，父亲做过广州节度推官。优越的家庭条件使宋慈可以接受良好的教育，他小时候曾拜朱熹弟子吴稚为师，后又随当时著名理学家真德秀学习。聪颖好学加上名师指点，宋慈很顺利地中了进士乙科，朝廷赐官，因父亲去世未能赴任，几年后才真正踏入仕途。宋慈在法医方面的伟大成就与他二十几年的仕途生涯息息相关。他一生担任司法刑狱的官职，积累了丰富的法医检验经验。

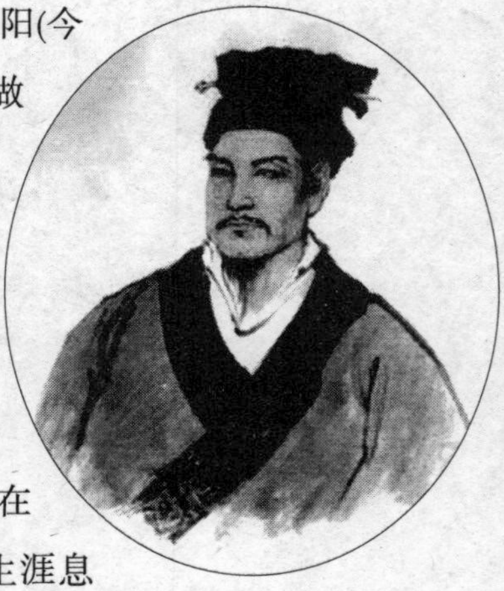

宋慈画像

宋慈深知，验尸是件技术含量很高的事，人命关天，稍有差池，就可能冤枉好人。从某种程度上说，验尸要难于诊治活人。它要求验尸官不仅要具备高尚的品格，还要有深厚的医药学基础、丰富的科学知识以及足够的从医经验。为了弥补不足，宋慈开始刻苦研读历代的医药经典，他相信一本好书不亚于良师益友。他经常把从书中读到的有关生理、病理、药理、毒理等方面的知识以及各种诊察方法运用于检验死伤的实践中，这对于宋慈验尸技术的提高大有裨益。在长期的实践中，宋慈不遗余力地追求检验方法的多样性和科学性，他的《洗冤集录》充分证明了这一点。

摆脱了伦理枷锁，打破了知识局限，宋慈像一只跳出樊笼的雄鹰，开始在法医的广阔天空大展鸿鹄之志。南宋时期，官府的人事任用很不合理，州县官府经常把人命关天的刑狱之事交与缺乏经验的新官或者没有文化的武人处理。这样一来，案件真相很容易被蒙蔽，再加上有些官吏畏苦怕累，不负责任，根本不到现场考察就草草结案，即使到了现场，也常常是"遥望而弗亲，掩鼻而不屑"，这种松懈、傲慢的审案态度，时常导致冤假错案的发生，直接受害者当然是那些无辜百姓。

作为刑狱之官，宋慈一直以为民申冤为己任，对待刑狱之事求真求准，容不得一点差错。他在《洗冤集录》的序言中写道："慈四叨臬寄（执法官），他无寸长，独于狱案，不敢萌一毫慢易心。"他十分重视对案件的调查，认为刑罚最重莫过于杀头，杀头与否是由犯罪事实决定的，犯罪事实只有经过检验才能确定，检验结果往往生死攸关，所以检验不能只走过场，敷衍了事，"务必从实"，因此要求验尸官要"亲临视""躬亲诣尸首地头"，否则应以失职之罪论处。即使案件发生数月，尸首变臭，验察尸也"须在专一，不可避臭恶"。

他是这么说的，也是这么做的。有一次，宋慈接到一个失火亡人的案子，他在第一时间赶往现场，看到一女子正对着焦尸啼哭，声称丈夫是因为房子失火被烧死的。宋慈半信半疑，当检查尸体时发现尸体没有半点挣扎过的痕迹，贴地部位烧伤较轻，口中没有灰尘。他感觉事有蹊跷：如果死者果真是因失火被烧而死，即使病重也会挣扎自救，不会出现着地部位烧伤较轻的现象，此外，由于呼吸和呼救，必会吸入大量灰尘。由此，可以断定，死者是在死后被人纵火焚烧的，杀人者企图制造火灾的假象。后来宋慈经过深入调查，结果和上面的分析如出一辙。

宋慈使无数冤魂得以昭雪安息，也使诡谲的谋杀者在其铁证如山的审判下认罪伏法。作为一名朝廷官员，宋慈除了做好分内之事，还是位亲民爱民的好官，他曾经在饥荒的年月慷慨放粮赈灾，挽救了无数生灵，这不亚于他的平冤之功。

⊙史实链接

历史能够记住宋慈，除了他作为提刑官切实地为民申冤外，更在于他将一生积累的刑侦经验用文字记录下来，为我国法医科学的发展奠定了基础。从此，我国诞生了第一部系统的法医专著《洗冤集录》，它比意大利人佛图纳图·菲得利的同类著作要早350多年。

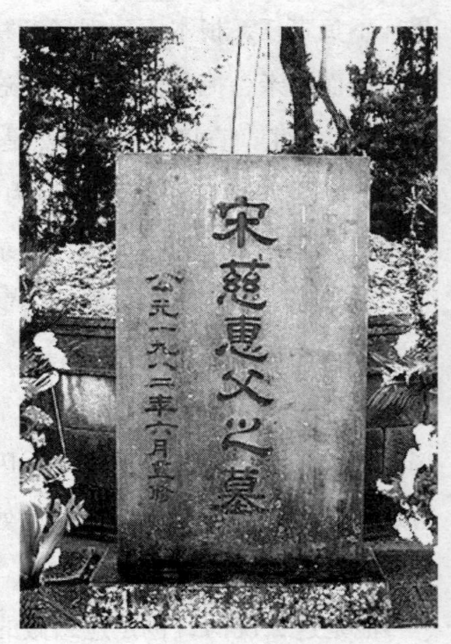

宋慈之墓

这本书批判地继承了前人的研究成果，结合实际的工作经验，形成了一套系统的法医学理论。书中记述了各类死伤现象，涉及内科、外科、妇科、儿科等众多领域，与现代法医学的检验项目基本吻合；对不同死亡情况的尸检方法以及急救和消毒措施等也都有精彩翔实的记述，其中不乏科学认识和成功例证；宋慈极力强调验尸官对待案件的态度，要求取证务必谨慎，并详细记录检验过程，以免断案失误。

⊙古今评说

众所周知，中世纪的欧洲在教会神学思想的统治之下一片黑暗，医学的发展几乎处于停滞状态，亚里士多德关于人体血管充满空气的错误认识在医学界延续了约1800年之久。直到16世纪，比利时医生维萨里和西班牙医生塞尔维特才提出了心肺之间存在血液小循环的理论，但他们二人最终被宗教势力迫害致死。17世纪英国医生哈维通过动物解剖发现了人体血液循环理论，但他同样遭到攻击。而早在13世纪我国宋慈的验尸技术就已经相当成熟，他采用的检验方法与现代科学原理基本一致，这是祖国传统医学的骄傲。

宋慈一生为官清廉，平冤无数，一部《洗冤集录》使他百世流芳。他去世后，宋理宗亲自为他书写墓碑，凭吊其功绩卓著的一生。南宋诗人刘克庄曾将宋慈与辛弃疾、王安石相提并论。直到今天，人们还在通过各种形式演绎宋慈精彩的断案传奇。

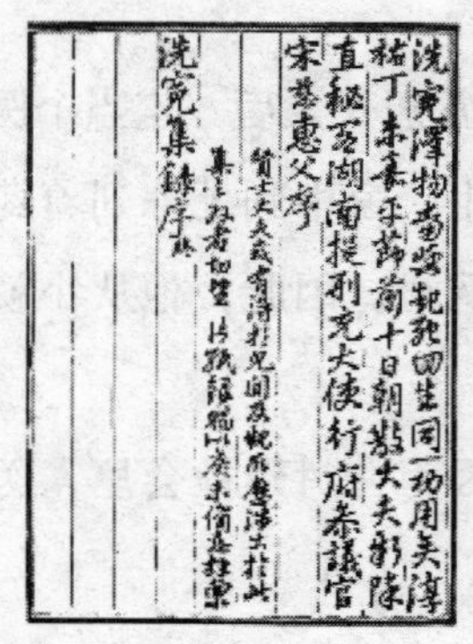

洗冤澤物當與起死回生同一功用矣淳
祐丁未嘉平節前十日朝散大夫新除
直秘閣湖南提刑充大使行府參議官
宋慈惠父序
賢士大夫或有得於見聞及親所歷涉出於此
集之外者切望片紙錄賜以廣未備慈拜稟
洗冤集錄序終

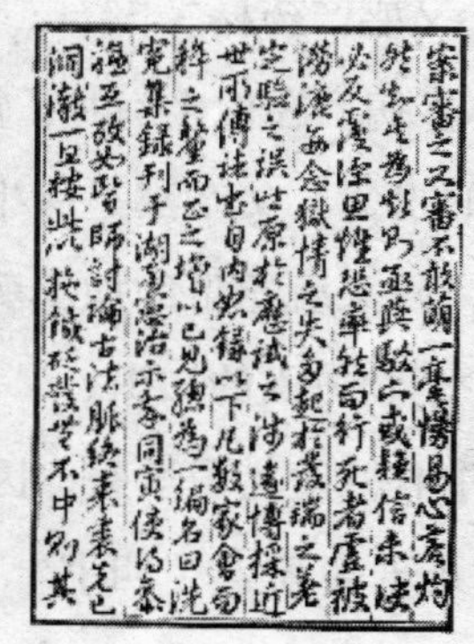

案審之又審不敢萌一毫慢易心若灼
然知其為欺則亟與駁下或疑信未決
必反覆深思惟恐率然而行死者虛被
澇漉每念獄情之失多起於發端之差
定驗之誤皆原於歷試之淺遂博採近
世所傳諸書自內恕錄以下凡數家會而
粹之釐而正之增以己見總為一編名曰洗
冤集錄刊于湖南憲治示我同寅使得參
驗互考如醫師討論古法脈絡表裏先已
洞澈一旦按此以施針砭發無不中則其

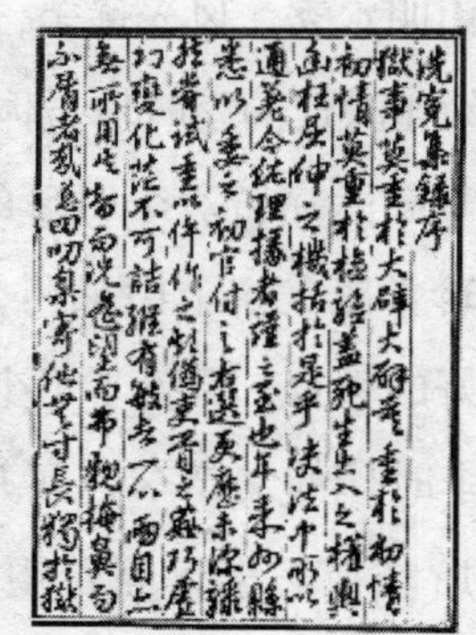

洗冤集錄序
獄事莫重於大辟大辟莫重於初情
初情莫重於檢驗蓋死生出入之權輿
幽枉屈伸之機括於是乎決法中所以
通著令佐理掾者謹之至也年來州縣
悉以委之初官付之右選更歷未深驟
然嘗試重以仵作之欺偽吏胥之姦巧虛
幻變化茫不可詰縱有敏者一心兩目
亦無所用其智而況遙望而弗親掩鼻而
不屑者哉慈四叨臬寄他無寸長獨於獄

洗冤集录

一代药圣李时珍

⊙拾遗钩沉

1518年，李时珍出生在蕲州东门外的瓦硝坝（今湖北省蕲春县）。他的家乡山明水秀、风光优美，又盛产药材。

幼年时代的李时珍身体多病。在他生病时，常想长大后一定当个医生，为患者解除痛苦。李时珍的祖父、父亲都是医生，家中到处陈列着药物。李时珍常跟父亲上山采药，回家后还帮助加工药材。因此，他从小就受到了良好的教育，具备了不少药物方面的知识。

李时珍的父亲李言闻并不想让儿子学医，因为在封建社会里，医生被官方所歧视。李言闻希望儿子多读点“四书”、“五经”，将来升个一官半职。但李时珍对“四书”、“五经”恰恰十分厌烦，他喜欢读的倒是动物或植物方面的书。他明确向父亲表示：要立志学医。父亲见他意志坚定，也就只好答应了。

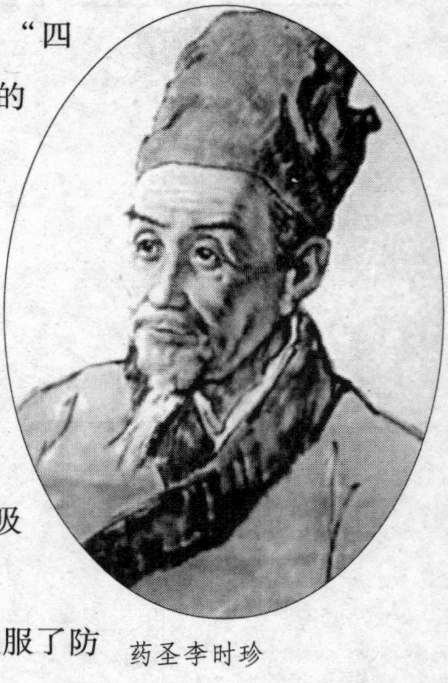

李时珍读过大量的药物书籍。在他行医的过程中，发现不少药书对药物性能的记载有错误。想准确地掌握药物的性能，他认为只有刻苦实践。同时，他还非常注意吸取其他医生在治疗中遇到的教训。

有一次，一个医生给一个患癫狂病的人服了防

药圣李时珍

葵，患者马上死掉了。另外，又有一个医生给一个身体虚弱的病人服了黄精，结果患者也死了。李时珍深刻研究了这两个案例，最后发现，责任在药书上。是药书上把防葵和狼毒、黄精和勿吻搞混了。狼毒与勿吻全是毒性极大的药，而古书上却把这种药当成补药。从此，李时珍下决心要对古代的《本草》加以整理、修改和补充。而对那些迷信邪说也决心加以驳斥，从而把新的发现和科学药物知识全补充进去。

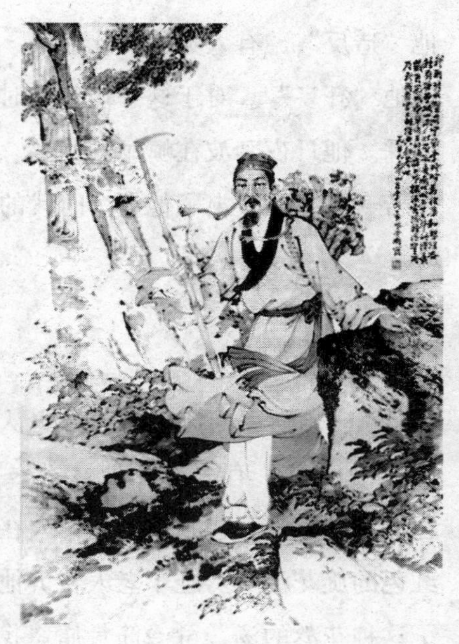

李时珍采药

要做好这种工作，他要继续博览古代所有有关医药方面的书籍。因为，只有这样才能有全面的比较、鉴别和选择。李时珍每天除为患者治病外，余下的一分一秒都用在读书上。到他35岁的时候，古代的医书、药书，他已读过800多种了。单是摘录的笔记，就装满了好几个柜子。

李时珍为了开拓更宽阔的知识境地，他鼓足勇气到各地去游历。他到过湖广一带的山谷进行过药物调查，还到过江西的庐山，江苏的茅山，南京的牛首山、紫霞洞，以及安徽、河南、湖北的太和山、缺齿山、朱家洞等地。凡是生长药材丰富的崇山峻岭，都留下过他的足迹，他采集了大量的标本。他对每一棵药草，从产地、栽培，到苗、茎、叶、根、花果以及形态、气味、功能等，研究得非常深入细致。

李时珍辛勤劳动了30年，记下了数百万字的笔记。经过几十遍地反复修改，最后留下100多万字。这就是举世闻名的药物巨著《本草纲目》。

《本草纲目》除对药物学有着特殊贡献外，在化学、地质学、天文学、气象学等方而也有突出成就。当初，李时珍在写《本草纲目》时，有人骂他“造反”，有人笑他“死心眼”。庸医们说他“狂妄”。对于这一切，李时珍都不予理睬。他日夜奔波在崎岖的路上，历尽千辛万苦，终于攀登上了他那个时代的光辉的顶峰。

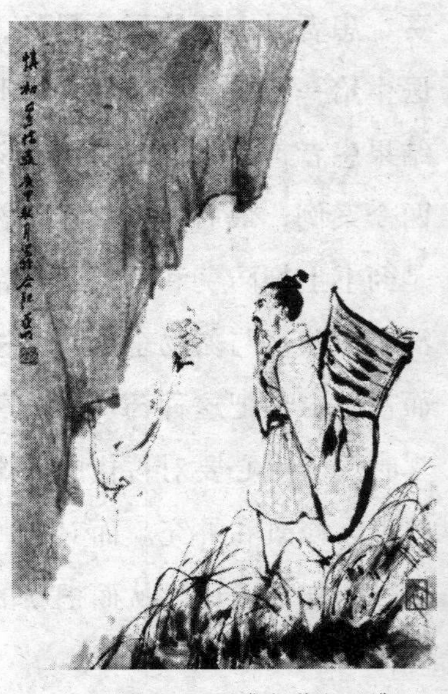

李时珍与他的《本草纲目》

⊙史实链接

李时珍对民间流传的药方也认真地做过长期的研究。有一次，他从太医院辞职，在回家的路上，遇到几个赶车人在锅里煮粉红色的旋花汤喝。赶车老人告诉他说：“喝了这种花熬的汤，可治筋骨痛。我们整天风里来雨里去，筋骨容易得病，所以经常煮旋花汤喝。”李时珍听后高兴极了，好像这种经验是他莫大的收获似的。

从此，李时珍就更大量地搜集民间药方了。他认为民间是一个取之不尽、用之不竭的医药宝库。他接触的人很多，种田的、捕鱼的、砍樵的、打猎的、放牧的、采矿的、做手工业的，都是他的助手和老师。例如：萍、苹、菁、苔、蓬草的区别，是依赖农民实践经验而解决的；各种动物和鱼类的生活，以及繁殖状况，是依赖渔民和牧民实践经验而解决的；矿物药品的采集和炼制，是依赖矿工实践经验而解决的。李时珍还亲自下过煤窑，到过炼铅、炼汞的作坊，也研究过

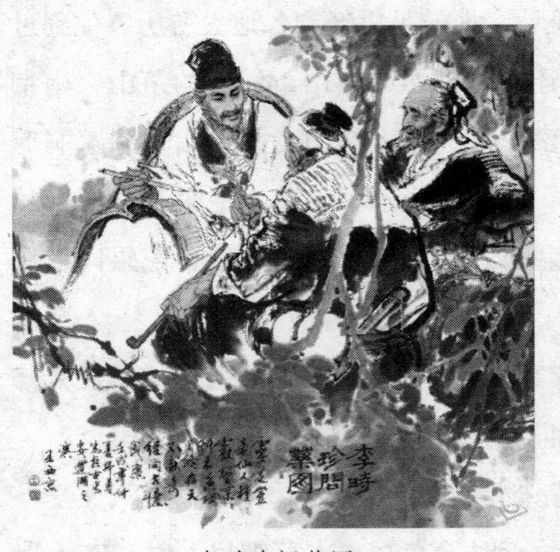

李时珍问药图

工人中毒现象和职业病。为了忠于医药研究，有时他冒着生命危险吞服烈性药。例如：为了体验药的麻醉作用，他吞服蔓陀萝，这种药能使人精神恍惚，失去知觉。因为古书上说大豆能解毒，加上甘草，解毒能力就更显著，于是他服了这两种药，蔓陀萝的毒便解除了。

⊙古今评说

李时珍死后，埋葬在蕲州瓦硝坝故居不远的雨湖南岸，400多年时间过去了，他的墓址仍然尚在。为了纪念李时珍一生的伟大业绩，新中国成立后，蕲春人民建立了“李时珍制药厂”，他当年的诊疗所也改建为“李时珍纪念馆”。郭沫若同志1956年给纪念馆的题词，代表了广大人民对这位卓越科学家的评价。题词写道：“医中之圣，集中国药学之大成，本草纲目乃1892种药物说明，广罗博采，曾费三十年之殚精，造福生民，使多少人延年活命，伟哉夫子，将随民族生命永生。李时珍乃十六世纪中国伟大医学家，在植物学研究方面，亦为世界前驱。”

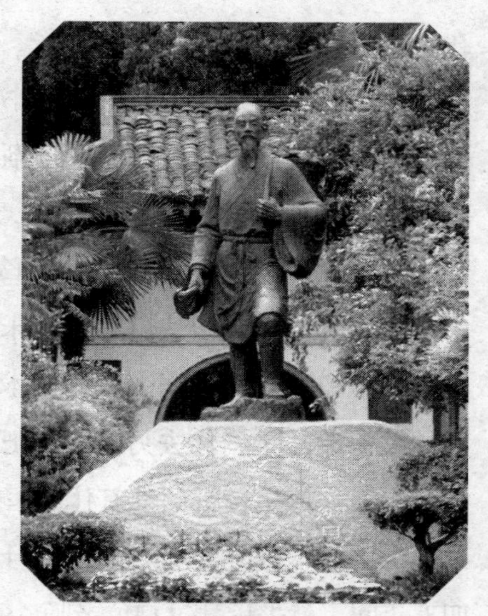

李时珍雕像

李时珍也受到了世界人民的尊敬，例如，1952年苏联莫斯科大学新校舍建成时，李时珍宏伟的大理石像，作为世界科学名人之一，被镶嵌在大礼堂的走廊上供人们瞻仰。李时珍将永远受到世界人民的崇敬！

一代医星叶天士

⊙拾遗钩沉

叶桂，字天士，号香岩，江苏苏州人，清朝著名的医学家。叶桂出生在一个世代业医的家庭里，祖父、父亲都精通医学，父亲是当时的名医。叶桂从小就勤奋学习，他白天读书，晚上跟父亲学医。父亲的许多宝贵经验，通过讲授和临床实践，都渐渐地被他所掌握。他除了跟父亲学习外，还抽空看了大量医书和药书。

14岁那年，父亲去世，他又随父亲的学生、一个姓朱的医生继续学医。由于他认真刻苦，很快就超过了朱医生。一天，朱医生把他叫到跟前，语重心长地说："师弟啊，我的医术就这么高了，你还年轻，前程无量，应该继续深造才是，你去另求高明吧！"叶天士听了，觉得有道理，便整理行装，四处探访，听到谁有什么医疗专长，就虚心拜他为老师。这样，他从14岁到十八、九岁的四五年间，就先后拜过17位老师。

有一次，几个从京城来的官差路过苏州，其中一个生了病，找叶天士治疗。叶天士通过切脉、问诊、望舌，认为患的是消渴病，难以治疗。官差听了十分惊慌，回去告诉了同伴。同伴说："这是医生吓唬人，别听那一套！"他们继续赶路，当走到苏南山区的时候，听说有个老和尚能治病，那个官差想看看自己的病

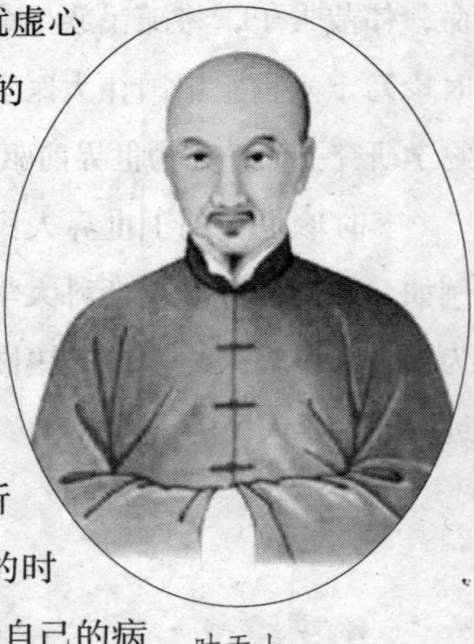

叶天士

是真是假，就赶去求治。结果，老和尚的诊断和叶天士一样。他赶忙问："还能治吗？"老和尚告诉他："你路过大安的时候，在当地买上几筐金梨，以梨为生，不断地吃，吃一百天，就会好的。"官差照此办理，果然止住了消渴发作。叶天士听说后，知道老和尚的医术比自己高明，便更名换姓，自称刘生，到庙里拜老和尚为师，直到把他的医术全部学到手。

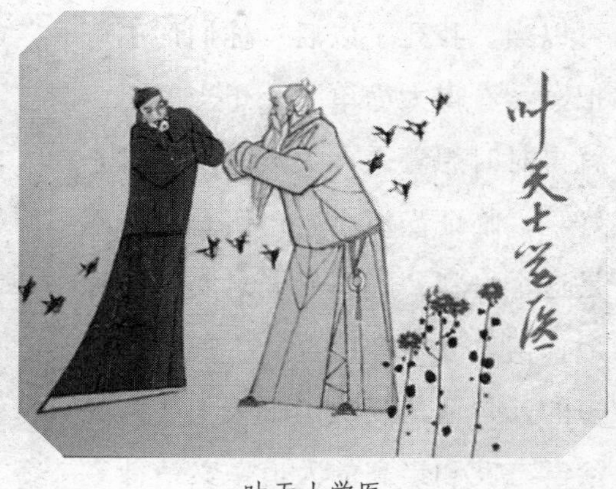

叶天士学医

由于叶天士虚心好学，在很年轻的时候就成为颇负盛名的医生了，在广大人民群众中享有很高的威望，从而获得了一个称号——"天医星"。

在叶天士生活的时代，瘟疫极其猖獗。在他的家乡，往往一人有病，阖门同尽；一家染疾，比户皆空。疫病之后，又常常赤地千里，万户萧疏。叶天士目睹了瘟疫流行的惨状，下决心研究温热病的发病机制，以救民于水火。每当瘟疫肆虐之时，他总是不回避染病的危险，坚持出诊，奋力救人。他仔细观察患者的发病症状，摸索疫病的发展规律，肯动脑筋去研究治疗的办法。终于，他逐渐摸索出了一套治病方略。创造了卫气营血的辨证纲领，就是把温热病的发展过程分为四个阶段，为治疗温热病开拓出一条新途径。但他由于一生忙于诊务，没有抽出时间著书，只是把自己的经验随时口授给他的徒弟。后来，他的徒弟把叶天士的口传心授收集起来，写成《温热论》和《临证指南》两部书。

1745年，叶天士与世长辞。临死的时候，他把儿子叫到床前，嘱咐说："医生开方用药，弄好了可以起死回生，济世活人；弄不好呢，又可以杀人。庸医手里实际上是攥着一把杀人的刀子。所以，医生可以当又不可以当。我死了以后，你们切不可把医学看得太简单了。想当医生，就得时时想着人命关天，平时虚心好学，临证谨慎小心；假若自己不是这个材料，还不如老老实实去种地，切不可打着我的旗号骗人!”短短的几句话，反映了叶天士严谨的治学态度和崇高的人道主义精神。这对于那些不学无术，看了几天病就以为天下无病不能治的人，是多么大的讽刺啊!

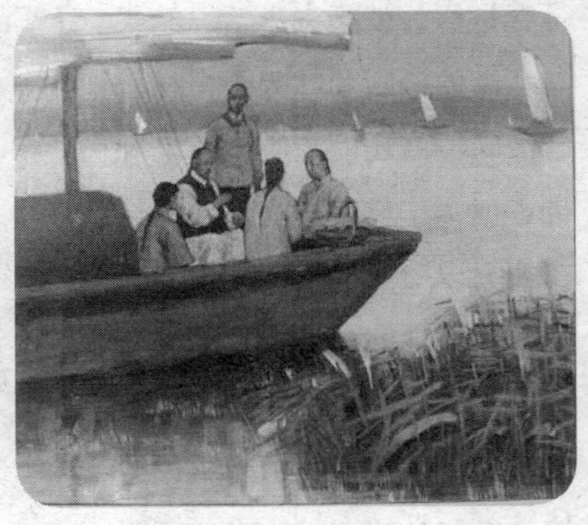
叶天士讲学图

⊙**史实链接**

叶天士的同乡薛雪，字生白，也是研究温热病的，名气虽不如叶天士，但敢于用药，找他看病的也不少。开始，两个人闹了点小矛盾，薛雪便把诊室改为“扫叶山房”。叶天士一气，也把自己的诊室改为“踏雪斋”，并互相搜集对方的毛病加以宣扬。可是，在互相寻找毛病的过程中，也看到了对方的学术成就。所以到了后来，反而暗暗地彼此敬佩起来。有一次，叶天士的母亲得了病，几天来一直高热不退，每到下午就严重，常常烦躁不安，大便秘结，小便发黄，有时还说胡话。叶天士本来打算用承气汤通里攻下，可是他怕母亲年迈，对通里攻下支持不了，所以老是在屋里踱来踱去。忽然，他想起了薛雪，自言自语地说：“请教同道，取长补短，应是做医生的美德。薛雪一定能帮我拿主意。”于是，决定派人去请他。家人到了薛雪那里，说明了来意。薛雪听家人说叶天士一直念叨承气汤，估计是他诊断已明，只是下不了决心，就欣然同意了。薛雪给叶的母亲作了认真的检查，果然如他所料，于是就开了承气汤。叶天士一看，拍案叫绝，连连说道：“正合我意！薛兄不愧是吴中名医！”薛雪则谦虚地说：“叶兄早已胸有成竹，只是借用我的手罢了。”从此，叶薛二人成了最知己的朋友。

⊙古今评说

叶天士是清朝众多温热病学家的代表，被誉为“温热大师”，他创立的温热病卫气营血辨证论治纲领，为温热病学说理论体系的形成奠定了坚实的基础；他在治疗杂病方面成绩也很突出，他提出的许多新见地和治法方药，在今天的临床上仍具有重要的指导意义和实用价值；由他口授、学生顾景文记录整理的《温热论》是为温热病学奠定学科基础的重要著作。

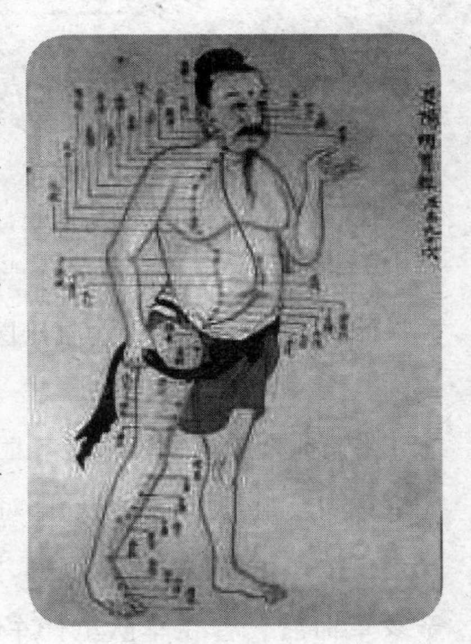

叶天士的温热论

蜚声海内的张锡纯

⊙拾遗钩沉

在近代中国医学的历史上，出现过一个著名的流派——中西汇通派。在这个学派中，出现过一位医术高超、医德高尚的临床医学大师——张锡纯。

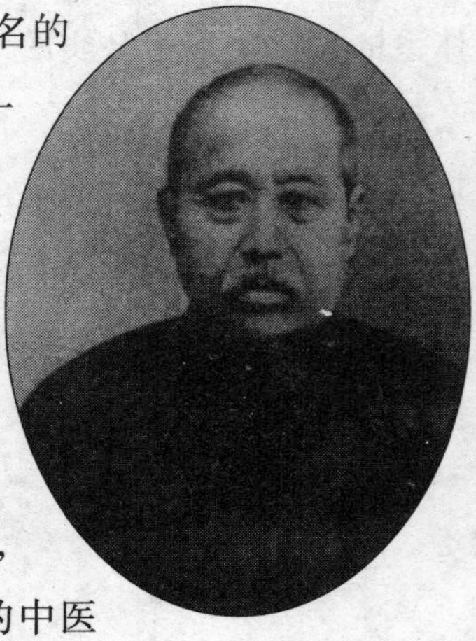

医学大师张锡纯

张锡纯生于1860年，是河北盐山县人。受家庭熏陶及祖辈影响，自幼即对祖国传统医学产生了浓厚兴趣。早年从父读书，兼学医学。辛亥革命后，曾在军队里任军医。1918年秋，张锡纯来到沈阳，在大东关创办了沈阳最早的中医院——立达医院，开中医设院治病之先，医院有房20余间，设有内、外和针灸三科。由于张锡纯医德高尚，医术高明，每天都有人来院求医。由于他辨证谨慎，治疗精心，大多数患者都能恢复健康。张锡纯医名日盛，特别是在治好安鞋铺老板娘的重病后，更是名扬沈阳城。

说起那安鞋铺，不过是个私人手工作坊，可生产的布鞋驰名东北，就连奉系的军人都专门穿用安鞋铺的布鞋。一次，安鞋铺老板娘突患重病，7天不进饮食。在邻里介绍下，安掌柜登门请张锡纯诊治，张锡纯只投药一次，老板娘的病体便痊愈了。于是，张锡纯被传为“神医”，在沈阳可谓家喻户晓了，先后随其学医者有数十人。

中医名著《医学衷中参西录》是张锡纯从医数十年的经验总结，凝聚着他一生的心血。第1期8卷首先由沈阳天地新学社出版，后来又陆续出版了第2、第3、第4期，风行全国，远销海外，这部医学典籍为祖国传统医学宝库增添了光彩，被视作一部可效法的、极有价值的参考书，至今仍为中医界所推崇。

张锡纯在医学上取得这样的成就并不偶然，他十分重视亲自调查、试验，取得第一手资料。例如，为了研究小茴香是否有毒，他虚心地向厨师请教；为了辨别市售药品的真伪，他遍访行家；为了体验药性，他不惜亲自品尝。毒如巴豆、硫黄，峻如甘遂、细辛，他都先在自己身上试验，然后才用到患者身上。他曾煎服麻黄八钱以检验其发散之力，也曾嚼服甘草一二钱以明其降痰之功。一次，他服下花椒约二三钱，致使胸闷气短，呼吸困难，喝下凉水数碗，许久才渐渐缓解。基于亲身实践，张锡纯先生对药物有深刻的认识。

临床中遇到疑难病证，他定要仔细推敲，翻阅书籍。家人常见到他在房间里不停地踱步，思考问题。一旦找到治疗方法，即使在夜半时分，他也要立即亲携药物敲开病家的大门，亲自指导患者煎药、服药，并在床边看护，观察病情变化，直至天明。凭着这种精神，锡纯先生常常把穿好寿

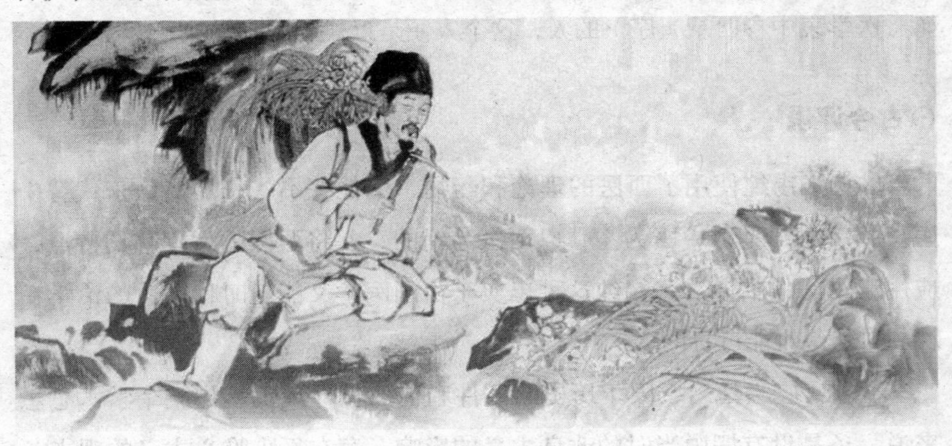

张锡纯体验药性

衣、坐以待毙的患者从死亡线上挽救过来。

张锡纯还自习西医，并试图吸收西医之长处以补充中医，参西而不背中，提出“衷中参西”的理论。所谓“衷中参西”，就是试图以中医为主体，沟通中西医，以发展祖国传统医学。他从理论到临床，从生理到病理，从诊断到用药，全面进行了尝试，取得了突破性的成就，自创方剂约有160余种。

⊙史实链接

清末民国初期，统治者崇洋媚外，卖国求荣，长期以来对中医实行排挤、打压甚至消灭的政策，中医备受摧残。与此同时，西医涌入中国，对医界产生了很大影响。由于当时对中西医的世界观、治学方法等问题未得到正确解决，加上统治者的挑拨、破坏，因此两者之间各分阵营，互相攻击。一些提倡西化的西医，唯西是用，把中医看作一钱不值；一些顽固守旧的中医，厚古非今，把西医视如污泥浊水。但是，也有一些受到资产阶级“变法维新”思想影响的医学家，力主“中西医汇通”。继唐容川、朱沛文之后，又有一个“挺身其间，屹然不为流俗所惑，而能独辟蹊径，力挽狂澜，师古而不泥古，参西而不背中，一以光大祖国医学为旨归”（《医学衷中参西录》序）的人，这个人便是近代名医张锡纯。

⊙古今评说

尽管张锡纯使用了西医的理论和药物，但他并不主张用西医来代替中医。相反，却是以中医为主，以西医为辅的，并将西医的生理解剖特点，应用于中医的临床。张锡纯这种忠实于祖国医学又能随时代前进的治学精神，自然是难能可贵的。

不过，应当指出，限于历史的条件和他的世界观，就他整个学术思想来说，还是没有摆脱当时的改良主义的影响，存在不少唯心主义的观点。

对西医的认识和研究，也比较片面和肤浅，尤其是用中医理论比附西医理论，牵强附会就在所难免了。但瑕不掩瑜，张锡纯在医学上的贡献，尤其在中西医汇通上所做的各种尝试，是不可抹杀的。他不愧为近代勇于实践的医学家。

一代儒医萧龙友

⊙拾遗钩沉

萧龙友，名“方骏”，字“龙友”，四川三台人，为北京四大名医之一。萧龙友出生于诗书之家，家学渊源，自幼严受父教，熟读经史诸子，诗赋帖括，兼习书法。究其从医，既无家传亦无师承。缘于少年时期曾祖母体弱多疾，故留心于医药，常到旗人所开药铺虚心求教。博览群书，学习持之以恒，从不间断。多批注，勤求古训，每有心得即作笔记，为其后来精湛的医术奠定了牢固的基础。

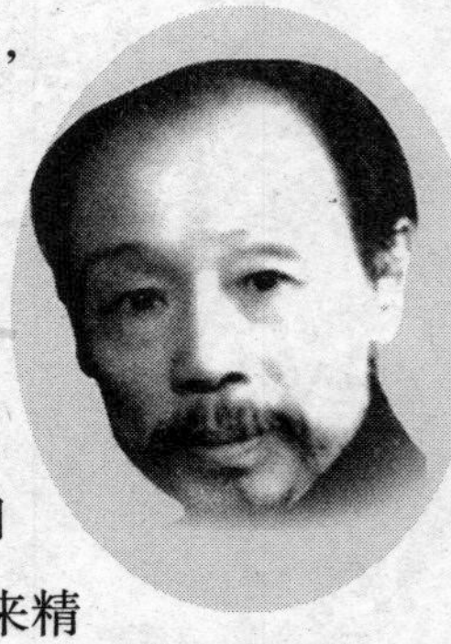

萧龙友画像

1892年，川中霍乱流行，疫情严重，民不聊生，众医唯恐传染，不敢医治。萧龙友不顾个人安危，沿街巡视，用中草药进行救治，使众多患者转危为安，控制了疫情的蔓延。从此便开始了他以医药服务于人民的道路。

行医以来，萧龙友注重理论联系实际，素以诊断高明、疗效甚佳为人所敬重，为此投医者甚多。1924年孙中山先生患病，不能饮咽，萧龙友诊断后，认为病之根在肝，但已病入膏肓，非汤药能救。后经解剖，证实孙中山先生所患乃系肝癌，可见其诊病之准确。他常以“人命至重、有贵千金”自诫，诊病时非常严肃，从不旁及其他，不问贵贱贫富，不以衣着取人，问诊颇为详尽，对贫穷患者，慷慨解囊，常施舍成药。每遇棘手之症，投药一时未效者，总是反复推敲，翻阅医典古籍，通宵达旦，直至考虑出更为妥当的治疗方案并收效时，才感到如释重负，体现了他治学严谨

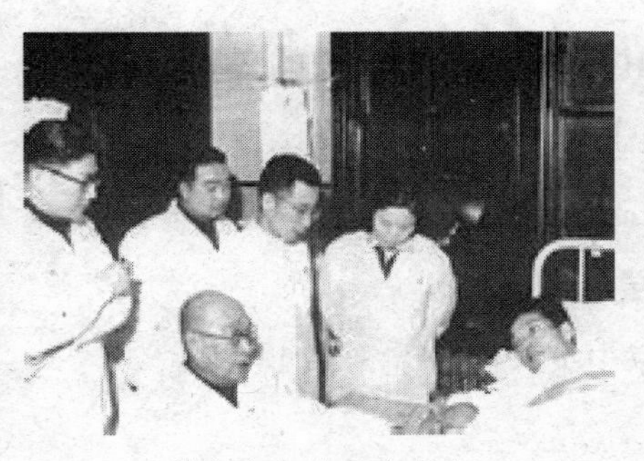

萧龙友出诊重病患者

的态度及锲而不舍的精神。每次出诊遇重病患者，回家后主动以电话或其他方式及时联系，以了解患者服药后的反应及病情变化，从而斟酌下一步如何处理，充分体现了他“急患者之所急，痛患者之所痛”的高尚品德。

萧龙友虽德高望重，但非常虚心诚恳，尊重同道。他主张消除门户之见，不执著一家之言，应博采众家之长，取彼之长，补我之短。常与同时代名医徐右丞、孔伯华、蒲辅周、钟惠润等交流学术思想，切磋医技。在那故步自封的年代，萧龙友积极创新，力倡中西医结合，反对中西医互相攻击，亦反对中医妄自菲薄及守旧。他撰的《整理中国医学意见书》中说：“医药为救人而设，本无中西之分，研此道者，不可为古人愚，不可为令人欺，或道或术，当求其本以定，一是不可舍己其人，亦不可非人是我。”其主张中西医结合的思想可见一斑。

新中国成立后，萧龙友虽年已八旬，仍是念念不忘中医事业。党的中医政策使他枯木逢春，欢欣鼓舞。他将“息翁”改号为“不息翁”，以表达为中医事业奋斗不息的决心。1950年，萧龙友以华北区特约代表的身份，出席了中央卫生部召开的第一次全国卫生工作会议。1953年，他与傅连璋、施今墨、孔伯年、赵树屏一起当选为中华医学会中西医学术交流委员会副主任委员。在“西医怎样读中医书”的座谈会上，萧龙友与袁鹤侪、于道济、龚志贤等名医共同主讲。他们的意见后经总结，为以后中医学院及西医学习中医班教学计划的制订，提供了重要参考。

萧龙友还致力发展中医教育，提倡中医办学。1930年与孔伯华先生克服重重困难创办北京国医学院，并亲临讲坛，以发展中医学术，历时15年，毕业约700人，为中医事业培养了一批宝贵人才。1954年在第一届全国人民代表大会第一次会议上，他建议在全国设立中医专科学校的提案被人民政府采纳。1956年，我国第一批（北京、上海、广州、成都）四所中医学院成立。萧龙友闻讯，异常兴奋，奋笔疾书《中医学院成立感言》一文，载于《健康报》，慨言“我的夙志终于得偿”。

1960年10月20日，萧龙友病故于北京中央人民医院，享年90岁。

⊙史实链接

北京是一座古老的城市，历代常在此建都，经济文化发达，医学也相应发展，由儒而医，名医辈出。晚清以来直至民国，北京群众中流传着四大名医的称誉。他们是：擅长治虚劳病的萧龙友，擅治温热病（相当于发高热的病及部分传染性疾病）的孔伯华，长于治湿温病（一般多见于夏秋之交，由于暑热与湿气侵入人体，破坏了人体的正常生理功能，引起了病理变化，这种病理变化特别表现在胃肠消化或吸收动能的障碍上，而兼有热象的称为湿温病）的汪逢春，以及擅长于治疗心脏病及其他内科杂病（如糖尿病、神经衰弱、高血压病、气管炎等）的施今墨。

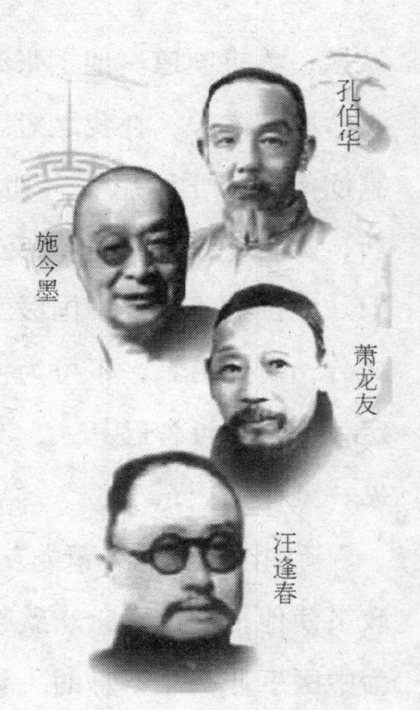

萧龙友与同代名医

⊙古今评说

萧龙友一生为发展中医事业、为人民的健康作出了极大的贡献。他虽已为故人，但其严谨的治学态度、高尚的医德堪为后世师法；其精湛的医术，独到的学术思想为后世中医学者指点迷津。

弃文从医的恽铁樵

⊙拾遗钩沉

1962年5月6日《新民晚报》刊登了一篇恽铁樵学生章巨膺写的《章太炎与恽铁樵》的文章，说了一件感人的事。

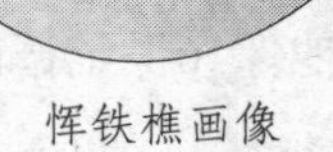

恽铁樵画像

近代著名文学家章太炎，医学造诣精深，著有《猝病新论》一书。但有人请他看病，他总是介绍给恽铁樵诊治，哪怕亲属也是如此。一次，他76岁的哥哥章椿柏患了一场重病，呃逆达六昼夜不止，以致手脚、面部发肿，舌干，烦躁，病势极险。医生们建议用“丁香柿蒂”成方。恽铁樵诊视后，坚决反对。他认为呃逆是由于津液枯涸，引起横膈膜痉挛，不同于一般的病机，因而开了一张“犀角地黄汤”(由犀角、生地黄、芍药、丹皮组成)。章椿柏也精通医理，看了方，发现这是从未有过的治法，吓得不敢服药。只因医生是弟弟章太炎介绍来的，碍于面子，才勉强吃了一剂。不料当夜竟睡得很熟，第二天早晨呃逆减轻，肿也消退了。章太炎得知后，赞叹道：“恽氏昔有南田（注：恽南田是清朝名画家）之画、子居（注：恽子居是清初阳湖派文学家）之文，今得铁樵之医，可称三绝矣。”

恽铁樵受到一个大文豪如此比拟，如此称誉，足见其医术不同凡响。究竟他是怎样学医的呢？这得从头说起。

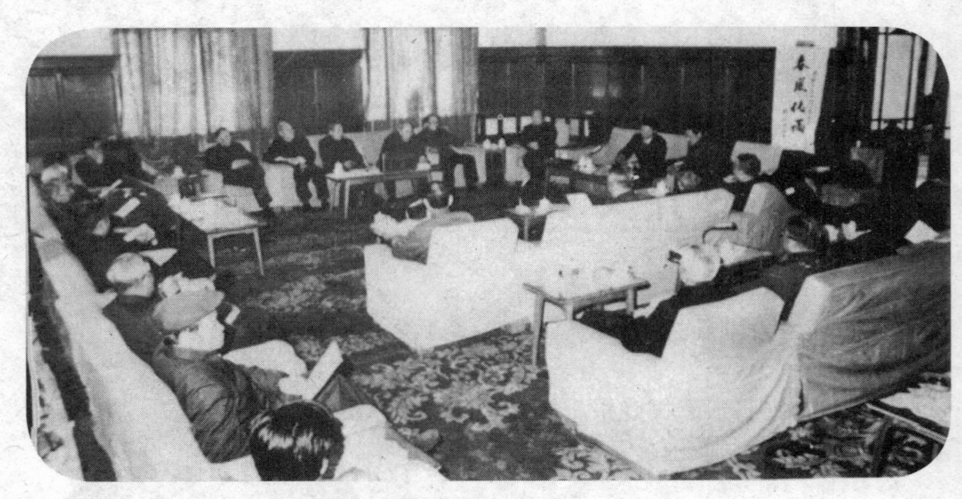

恽铁樵中医函授

恽铁樵，名树珏，江苏武进人，生于清朝光绪四年（公元1878年），卒于民国二十四年（公元1935年）。出生在一个官吏的家庭。五六岁时，父母相继病亡，孤苦伶仃，靠旗人收养。年少时他并非学医，而是专攻文学的。26岁毕业于南洋公学，通晓词章诗赋，曾在商务印书馆主编《小说月报》，善译西洋小说。译有《豆蔻葩》《黑衣娘》《波痕荑》等小说，风行一时，被誉为与当年福建著名文学家林琴南“有异曲同工之妙”，也有人推崇他像16世纪德国翻译《圣经》的马丁·路德。

像这样一位蜚声于文坛的文学家，为什么后来“以医名著于当时”呢？那是因为恽铁樵体弱多病，遍延中医、西医诊治，都无法治愈，加上他好几个子女夭折，于是“发愤究医术”。他曾多次请教伤寒名家汪莲石，逐步精通《黄帝内经》《伤寒论》之学。后来，他的同事谢利恒在编辑之暇，“悬国医之帜，为治病之招”。他“见而羡之”，便也改操医业，“悬壶”于上海租界会乐里。那时他大约已经43岁了。

恽铁樵从事医学理论的研究和临床实践近20年，经验丰富，医术高明，著有《伤寒论研究》《温病明理》《生理新语》《群经见智录》《脉学发微》《保赤新书》《妇科大略》《风劳鼓证论》等22种书，后辑为

《药盦医学丛书》。为了培养中医人材，他还创办铁樵中医函授学校，受业者达千余人。学生临证实习之时，他日间耳提面命，诲人不倦；晚间又开会演讲，提示诊疗之法，逸趣横生，很受欢迎。可惜，他积病早衰，耳目不聪，手足拘挛，诊病须瞪目而视，又生皮肤病，须眉尽落。他从《千金方》中找方自治。几个月后，须眉虽复生，但已色白苍苍，简直换了一个容貌。他身体虽然不好，但研究学问，总是孜孜不倦，分秒必争，甚至临终前一日，病情十分严重了，他还强打精神，改定《霍乱新论》论著。

⊙史实链接

恽铁樵对《黄帝内经》及《伤寒论》研究颇深，认为《黄帝内经》与《易经》同建于“四时”的基础上，指出两者的主要理论都是从研究自然界最常见的变化规律而来。他在《群经见智录》中对中国古代的整个自然现象作了合乎科学的说明，指出那些企图用近代自然科学理论完全否定中医的人根本不懂得中医理论体系的特点，为此他写了《灵素商兑之可商》等文章与废止中医派余云岫等进行了长达两年的论战，有力地捍卫了中医体系。但他又不否认中医有缺陷，明确指出研究医学不应以《黄帝内经》为止境，中医还必须要“吸收他国新文明”。

⊙古今评说

恽铁樵病逝后，章太炎深致悼惜，写了一对挽联：“千金方不是奇书，更赴沧溟求启秘；五石散竟成末疾，尚怜甲乙未编经。”

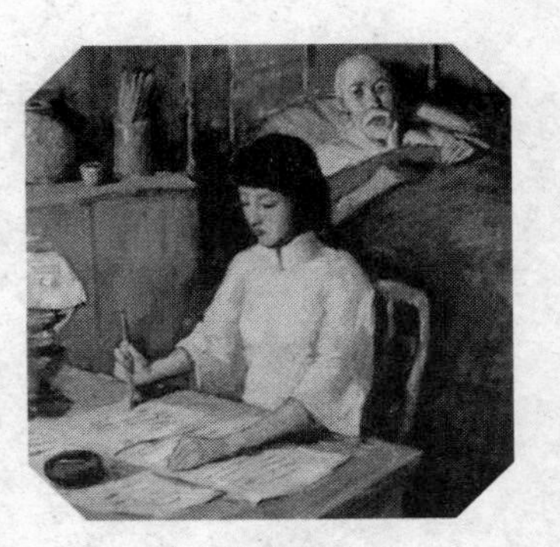
恽铁樵抱病著述

恽铁樵那种敢于“赴沧溟求启秘”的革新思想是值得称道的。可是，因受社会条件和个人世界观、思想方法的限制，仍然摆脱不了主观臆测、牵强附会的弱点。他的创造“新中医”的理想，事实证明，在旧社会是无法实现的。只有在今天才有可能实现此恽氏所倡导的创造我国统一的新医学、新药学。

二、中医经典名著

《黄帝内经》

⊙拾遗钩沉

《黄帝内经》简称《内经》，是我国现存最早的第一部医学理论专著，也是我国传统医学四大经典著作之一，是第一部冠名中华民族先祖“黄帝”之名的传世巨著。书名首见于《汉书·艺文志方技略》《黄帝内经》中引用了古代医书多达20余种，如《上经》《下经》《揆度》《奇恒》等。由此我们可以看到《黄帝内经》是在其他更古老的医学文献基础上撰写的。

《黄帝内经》成书于2000年前的秦汉时期，其博大精深的科学阐述，不仅涉及医学，而且包罗天文学、地理学、哲学、人类学、社会学、军事学、数学、生态学等各项人类获得的科学成就。令人颇感惊讶的是，中华先祖们在《黄帝内经》里的一些深奥精辟的阐述，虽然早在2000年前，却揭示了许多现代科学试图证实或将要证实的成就。中国古代最著名的大医家张仲景、华佗、孙思邈、李时珍等均深受《黄帝内经》思想的熏陶和影响，无不刻苦钻研之，深得其精要，而成为我国历史上一代名医。

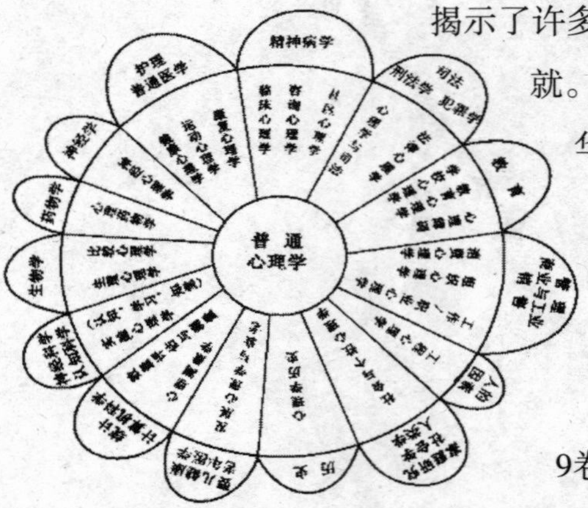

《黄帝内经》现代科学试图证实

《黄帝内经》原书18卷。其中9卷名《素问》；另外9卷无书名，汉晋时被称为《九卷》或《针经》，唐以后被称为《灵枢》，非一人一时之作，主要部分形成于战国至东汉时期。每部分各为81篇，共162篇。《素问》主要论述了自然界变化的规律、人与自然的关系等；《灵枢》的核心内容为脏腑学说。内容非常广泛，有生理、病理、解剖、疾病的诊断和治疗，以及预防医学思想等各个方面。

【医家箴言】

秋三月，此谓容平，天气以急，地气以明。早卧早起，与鸡俱兴，使志安宁，以缓秋刑，收敛神气，使秋气平，无外其志，使肺气清。此秋气之应，养收之道也。逆之则伤肺，冬为飧泄，奉藏者少。

——《素问　四气调神大论》

《黄帝内经·素问》

《黄帝内经》是一部集医理、医论、医方于一体的综合性著作，它采用了对话的形式，以黄帝和上古著名医学先知岐伯等人，相互问答医学知识的形式阐述了重要的医学理论。这一著作是集多人的力量，用了几十年的时间才完成的，可以说汇集了当时中医界优秀理论的“百家之言”。其后，《黄帝内经》就被历代医家视作无上的经典，成为从古至今中医学不可背离的“立医之本”。

《黄帝内经》在疾病的认识与治疗上注重整体观念，既强调人体本身是一整体，又强调人与自然环境密切相关，这是《黄帝内经》在论述生命和疾病的各种问题时都贯彻的思想原则，其特点是不重视人体的内在结构性，而强调功能的联系性。具体表现为人与天地自然是统一的；人体自身是统一的；人的身心是统一的；人与社会是统一的。强调精神与社会因素对人体及疾病的影响和预防，反对迷信鬼神。全面总结了秦汉以前的医学成就，标志着中国医学发展到理论总结阶段。

《黄帝内经》对医学成就中还有一点较为突出的是重视脏腑。《黄帝内经》认为五脏六腑是维系人生命的重要器官。并将人体的脏腑器官和人的各种功能联系起来，倡导对人体进行解剖。还指出人体每条经脉的循行走向以及所连属脏腑的相关性。这样在分析人的生理、病理和进行诊断治疗所主疾病时，就赋予了特殊重要的意义。《黄帝内经》所论述的学说，构成了中医学基本理论的核心内容，也是中医辨证论治最重要的理论基础。在《黄帝内经》中也涉及预防医学的思想。在《灵枢·本神篇》中有记载“故智者之养生也，必顺应四时而适寒暑……”说的就是有知识的人，他们采取的保健方法，一定是顺应春夏秋冬的季节时令，就可以延长生命而不易衰老了。

⊙史实链接

据考证，由于秦汉时期的学术风气十分活跃，很多有所见解的人都把自己的观点诉诸文字、著书立说。医学界许多有见地、医理精深的医学家则共同著成了《黄帝内经》《黄帝外经》《扁鹊内经》《扁鹊外经》《白氏内经》《白氏外经》《旁篇》等著作，这些都是非常完备而且见解高深的医学宝典。其间虽然也受到了儒家、道家、阴阳学家的影响，但是由于医学具有独特的思维方法，并存在着临床实践对于理论的使用和验证，与普通的哲学学派有着本质的区别。因此，这些医学典籍的问世标志着中医学的理论已经基本完善，从此，就形成了自成一体的中医学理论体系。由于历史的原因，至今我们能见到的只有一部《黄帝内经》，另外六部著作已经佚失了。但从其内容和成就来看，的确非同寻常。很难想象，这样丰富知识含量和完备的理论体系，在当时却只占同等水平的医学理论著作的七分之一，中医学的丰厚底蕴令人惊叹。

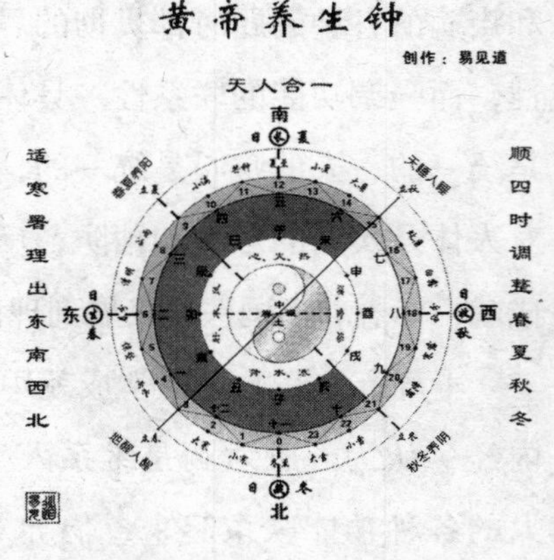

《黄帝内经》——养生图

⊙古今评说

《黄帝内经》全面地总结了秦汉以前的医学成就，并为后世中医学的发展提供了理论指导。它对中医学的致病因素、诊断方法、预防养生等方面进行了详尽的阐述，洋洋洒洒几十万言，可谓中医史上的一大壮举。对于所有学习和研究中医的人来说，它既是初学者必不可少的指路石，又是对中医学家的理论和临床有着重大指导意义的医学宝典。《黄帝内经》的问世，标志着中医学进入系统的理论总结阶段，其影响深远。历代著名的医家在理论和实践方面的建树，无一不吸纳了《黄帝内经》的学术思想。

《难经》

⊙拾遗钩沉

古时，很多著书立说的医家为了提高医书的权威性，便将自己所编纂的医书托名为一位深受世人推崇的国医圣手，《难经》便是这其中的一部。尽管它最初署名为战国时的名医扁鹊，但经过后人考证，它与《黄帝内经》和《神农本草经》一样，也是一部托名之作。

先秦时期，科学技术不发达，人们对自然界的风雨雷电、生老病死等现象不能作出科学的解释，只能把它归结于神灵。于是，巫术便披着神魔的外衣，在民间盛行；妖道巫婆趁机用巫术蛊惑民心，打着治病驱魔的幌子骗人敛财。患病的百姓不去请医看病，却请来巫婆下符施法，驱除“病魔”，很多患者因不能得到及时救治而丧命。

春秋战国时，有一位叫做秦越人（扁鹊）的医生。为了救治深受巫术之害的百姓，他游历四方，用精湛的医术为民众看病，逐渐声名鹊起，深受百姓爱戴。后来，诞生于汉代的《难经》主要讲述了有关诊脉的医学知识，而秦越人正好擅长“脉”诊和“望”诊，后人便署名为秦越人之著。

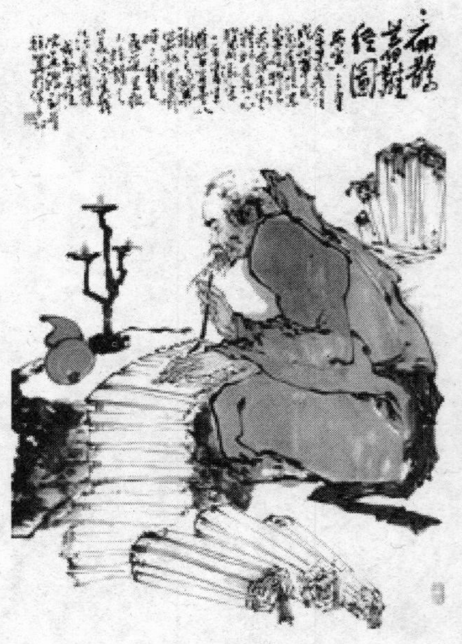

扁鹊编著《难经》图

我国现存最早的中医基础理论著作《难经》，原称为《黄帝八十一难经》，以问难的形式，对81个中医疑难问题进行深刻探讨，答疑解惑，《难经》构成了我国中医基础理论体系中不可或缺的津梁。第1~22难论述脉诊，其中提出的“独取寸口”的诊脉方法对后世影响深远；第23~29难主要论述经脉流注始终、经脉长度、营卫度数的运行规律，奇经八脉、十二经脉及其所主病证；第30~47难主要论述脏腑、三焦、肾与命门的解剖形态、生理功能等，并提出新的见解；第48~61难主要论述疾病的征候、诊断及四诊合参：第62~68难论述脏腑井俞诸穴；第69~81难论述针刺补泻之法。

《难经》中还提出了几种重要的针灸配穴方法，被后世奉为针灸临床处方的圭臬。颇有建树的地方还在于，它详细地描述了各种脏腑的解剖结构。心、肝、脾、肺、肾、胆、小肠、大肠、胃、膀胱等各个器官，它们的大小、形态、尺寸、重量等都有确切记录。如小肠大约有二寸半，口径八分多一点，长三丈有余，承纳谷物二斗多。

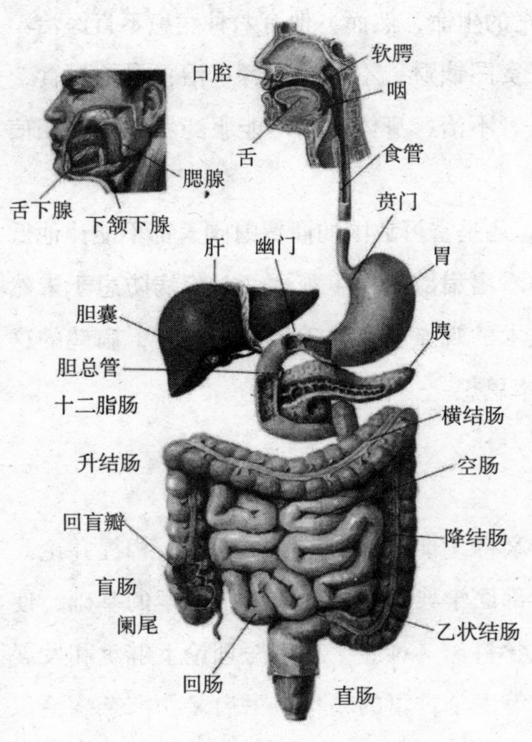

人体的消化系统图

书中还对人体的消化系统进行了生动传神的描述。人体消化系统的消化道有七个类似“门户”的冲要部位，称作“七冲门”。嘴唇为“飞门”、牙齿为“户门”、喉部跟食管的交会处为“吸门”、食管与胃的接口处为“贲门”、胃跟十二指肠之间的分界点称作“幽门”、大肠与小肠交接处称“阑门”、谷道（人通过口，食入的五谷杂粮，经过胃、大肠、小肠的消化吸收，剩余的残渣从肛门排出，称为“谷道”）的最下方称作“魄门”（肛门）。

除此之外，《难经》还介绍了有关疾病的种类、病理等。如：“为什么老年人容易打瞌睡却睡不好，而年轻人较少打瞌睡，反而还睡得很好。”“通过气色如何判断疾病？”“为什么头能耐寒？”还分析“伤寒有五”（中风、温湿、狭义伤寒、热病、温病），“泄泻”病有五种；病理上癫属于阴盛，狂属于阳盛。

⊙史实链接

扁鹊一生挽回了无数濒临死亡的生命，然而，他有六种病患不肯医治：“依仗权势，骄横跋扈者不治；贪图钱财，不顾性命者不治：暴饮暴食，饮食无常者不治；病深不早求医者不治：身体虚弱不能服药者不治；相信巫术不相信医道者不治。”

不论是权势遮天的君侯贵胄，还是富可敌国的商贾财阀，都不能让他低下高贵的头颅。我们还可以从中看出扁鹊的养生观念，对疾病防患于未然的理念，以及相信医学、摈弃巫术的观点。在几千年后的今天，扁鹊的这些理念已经成为了传统中医的基本思想。

⊙古今评说

自魏晋南北朝以来，历代医家将《难经》和《黄帝内经》相提并论。尽管分属中医的不同领域，这两部医学典籍共同奠定了中医学的基础，使它发展成为一门博大精深的独立学科。《难经》在中医理论上继承和发展了《黄帝内经》《神农本草经》等医学古籍的精华，下启《伤寒杂病论》《脉经》《千金要方》《针灸甲乙经》等典籍的诞生，对传统中医理论的发展起着承上启下的重要作用。

清朝医学家吴鞠通把《难经》喻为儒家的“经子史集”，尊它为“医门之经”。当代著名中医学家任应秋在《中医杂志》中写道：“《难经》的内容是相当精审的，文字古朴而洁，秩然可颂，青年同志当精读而背诵之。”

《神农本草经》

⊙拾遗钩沉

谈到中药专书，在我国漫长的历史上为数相当多，但是古代中药书流传至今的，要数《神农本草经》的历史为最早。它在1~2世纪编成。

《神农本草经》又称为《本草经》。为什么叫“本草”?这是因为中药虽然包括植物类、动物类和矿物类药物，却是草类药物占多数，它含有以草类药物治病为主的意思。所以“药”这个字的构成包含了“草头”。

《本草经》的作者姓名早已失传了，但因古代“神农尝百草”的传说影响很深，所以自古，人们将《本草经》托名“神农”所著，称为《神农本草经》。事实上，《本草经》是汉朝以前我国人民用药经验的总结。

《本草经》上所记载的药物，植物类占大多数，有252种，动物类有67种，矿物类有46种，总数为365种。叙述了各种药物的名称、性味、毒性、功效、主治、别名、生长环境、采收时节以及部分药物的质量标准、真伪

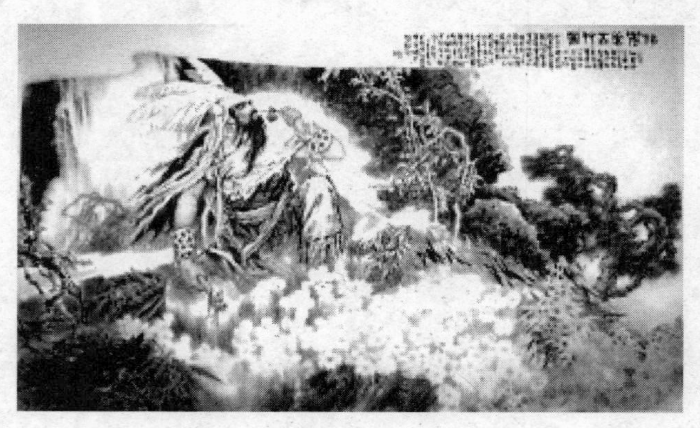

神农尝百草

鉴别等，所载主治症包括了内、外、妇、儿、五官等各科疾病百余种。

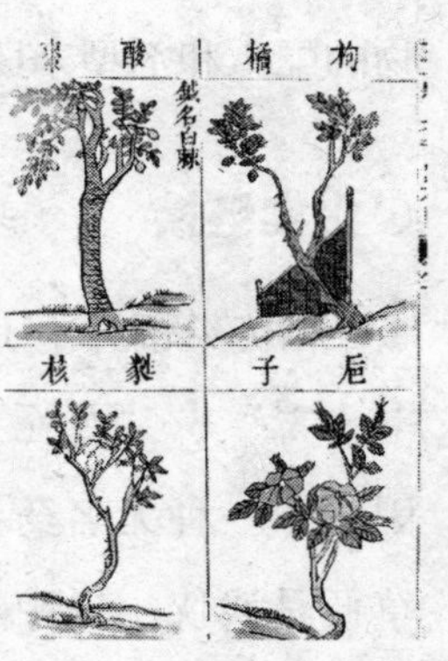
本草经中的药材

书中将药物分为上、中、下三品，以对应我国古代“天人合一”思想中的天、地、人三界。列为上品的120种药物称为君，无毒，主要用来调补阴阳、延年益寿，多服久服不伤人，如人参、灵芝、阿胶、龟甲等；列为中品的12种药物为臣，无毒或有毒，主要用来调养人体机体功能，起到补养及治疗疾病的功效，用以养性，如鹿茸、龙眼、藏红花等；列为下品的125种药物为佐使，大多有毒，不可长时间服用，大多为破精气的药物，主要用于治病，如附子、半夏、大黄、巴豆等。有200多种药物至今仍被广泛运用，其中有158种被收入1977年版的《中华人民共和国药典》。

对每一味药的产地、性质、入药部位和主治病症等书中都有记载，对各种药物怎样相互配合使用以及简单的制剂，都做了简要概述。更难能可贵的是，早在2000年前，我们的祖先通过大量的治疗实践，已经发现了许多特效药物，如常山可以治疗疟疾、大黄可以泻火、黄连治疗痢疾、麻黄可以治哮喘、海藻治瘿瘤等。用水银治疗皮肤病的方法比阿拉伯和印度早500~800年。

古人云：用药如用兵。兵有种类装备和大小强弱，药有属性类别和轻重缓急。药物配伍得当就可标本兼治，大小疾病全除。熟知药理药性，才能切中病机，有的放矢，才能达到救治的目的。

书中明确指出了药物的配伍前提条件，认为药物与药物之间会发生相互反应，有的增强或者降低药物原有的药效，有的可以抑制药物的毒性或加强其毒性，有的药物相互作用，先治疗后调养，所以应该相互配合使用，在选用药物时一定要有所选择，要善于“用兵”。书中还指出了剂型对药物疗效的影响，丸、散、膏、汤适用于不同的药物或病症，如果不按照药物的配伍和剂型来医治，就会影响到药物的疗效。

⊙史实链接

相传炎帝为了了解掌握药物的性能和功效，上山采药尝百草，有“日遇七十毒”、“百死百生”之说。有一次，炎帝因尝了一种无名药草而不幸中毒而死，这种药草便是武侠小说中常常写到的“走几步便断肠而亡”的断肠草。炎帝尝了断肠草后，腹中疼痛难忍，便急忙骑马回府。走了一段，体力不支，不能再骑马，只好下了马让路人抬着走，后来这个地方就叫做“换马村”；又走了一程，炎帝病势严重，对人们的声声呼唤毫无反应，这个地方后来就叫做“不应”，即今山西“北营村”；炎帝死后，他的坐骑彻夜悲鸣，沿着山岭奔跑，这条山岭后来便被人叫做“跑马岭”。神农氏炎帝尝食百草，为药物学献身的传说被人们代代相传。后人为了表达对神农氏炎帝的怀念之情便将“本草经”冠名为《神农本草经》。

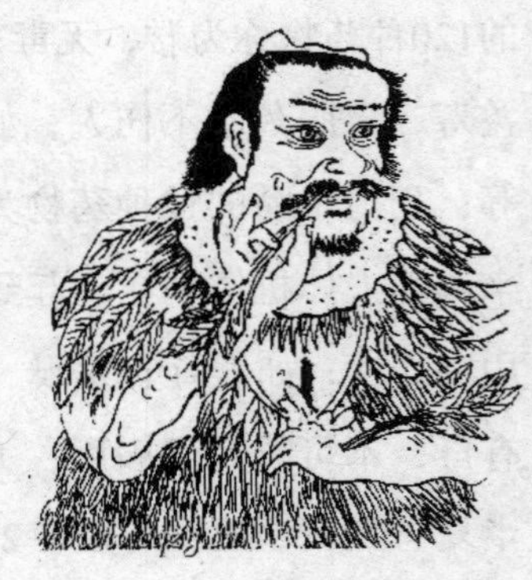
神农氏炎帝

⊙古今评说

《神农本草经》包含了许多具有科学价值的内容，而所反映出的当时我国医学通过大量实践积累起来的对药物的认识，是很了不起的。《神农本草经》对秦汉以前零散的药物知识进行了第一次系统的总结，历来被尊为药物学的经典著作，并被注释发挥，至今仍是学习中医中药的重要参考书。

当然，由于历史条件的局限，《神农本草经》也存在某些缺点和错误，如该书道家色彩比较浓厚。道家主张炼丹服石，他们把各种矿物用各种方法烧炼，炼成所谓丹药，认为服用丹药可治一切疾病，可以延年益寿，可以长生不老。秦汉以来，这种炼丹服石的风气越来越盛。《神农本草经》明显受到这种思想影响，迷信服石神仙，故其药物分类与药物功效的叙述，有的被蒙上了一层神仙色彩。

《伤寒杂病论》

⊙拾遗钩沉

东汉末年，社会上巫术治病、迷信鬼神之风盛行，妖巫妖婆坑害百姓，骗取钱财。人们一旦患病，便请来妖道巫驱妖除魔，往往因贻误了治病而加重病情，甚至丧失性命。

作为一名济世悬壶的医家，张仲景看到愚昧的民众深受巫术之苦，饱尝病痛的折磨，心中焦急万分。于是，为了救治他们患病的身体，以及被巫术蛊惑的心灵，张仲景立志从医济世，用精湛的医术救治病患，使他们能够远离巫术、相信医术。东汉时年年不断的天灾人祸，让很多人患上了严

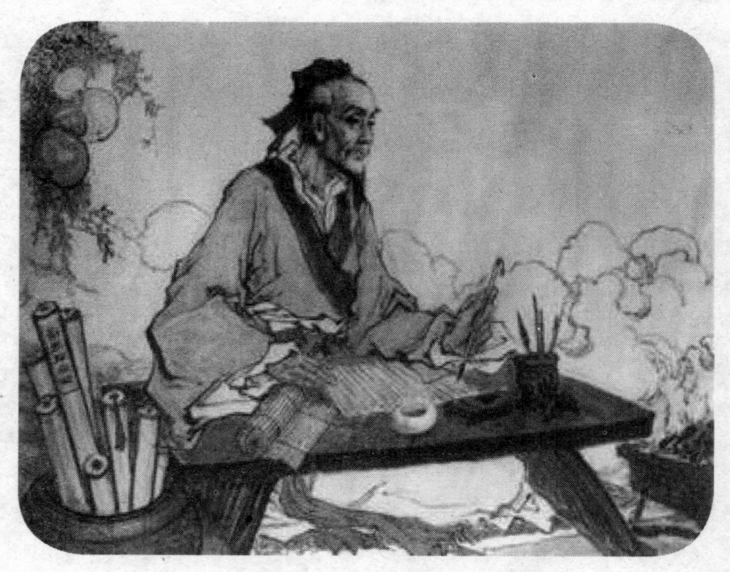

张仲景创作《伤寒杂病论》

重的疾病，而这些患者中十之八九都患上了伤寒。在长期的临床诊断中，张仲景总结出了很多治疗伤寒病的经验和方法，并将这些成果写进自己的医学著作《伤寒杂病论》中。

这部著作的原书已在战火中佚失。北宋时，林亿等人校订编著而成《伤寒论》和《金匮玉函经》两部，两书同时流传，均论伤寒，不载杂病；后来，北宋翰林学士王洙在蠹简中发现《金匮玉函要略方》（简称《金匮要略》）3卷，上卷辨伤寒，中卷论杂病，下卷载方药及其他。后人把《伤寒论》和《金匮要略》合称为《伤寒杂病论》，这部重要的古代医学文献，几经收集整理，才得以流传至今。

⊙史实链接

《伤寒杂病论》对中医学的发展产生了巨大的影响。张仲景在继承了《黄帝内经》等古代医籍的基本理论，考察了整体外感病的发展过程，根

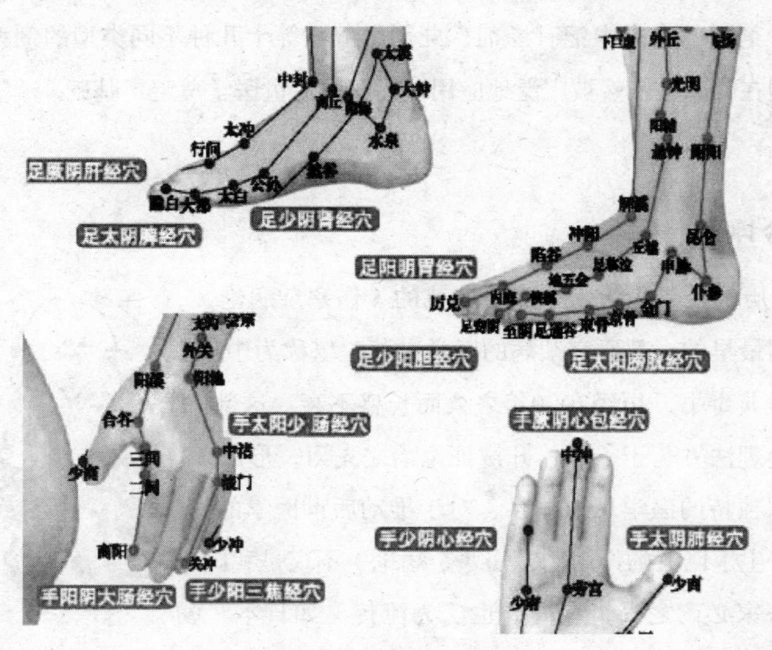

〈伤寒杂病论〉六经辨证

据病邪侵害的程度，患者体内正气的强弱，较为系统地论述了外感疾病的发展过程各个阶段出现的各种综合征，概括为六种类型，进一步丰富了《黄帝内经》的内容，在我国医学史上首次提出六经论伤寒，即“六经辨证”。《伤寒杂病论》作为我国第一部完整的临床理论巨著确立了“六经辨证”的原则，它为后世医生的临床辨证施治等方面提供了准则和经验。在《金匮要略》部分中，张仲景对杂病的论治，以整体观念作为指导思想，开了脏腑辨证的先河。

在方剂学方面《伤寒杂病论》也做出了巨大的贡献，创造了很多剂型，记载了大量的方剂，《伤寒论》载方113首，《金匮要略》载方262首。若删去重复的部分，实际载方269首，涉及的药物多达214种，基本上概括了临床各科的常用方剂，后人尊称为“方书之祖”。在《伤寒杂病论》中提出了严谨的方剂组方原则，严格按照君臣佐使的配伍原则进行组疗，根据病情的变化和出现的一些并发症不同，处方可以适当地加减，同时还创造了多种剂型，在书中记有汤剂、丸剂、散剂等十几种不同类型的剂型。这些剂型在临床上依然被广泛地应用，为我国后世医学奠定了基础。

⊙古今评说

被历代推崇为治疗杂病之典范的《伤寒杂病论》，是我国最早的一部研究杂病的医学专著，堪称为中华医学经典奇书，历经2000年之久而长盛不衰。这部医书集理法方药于一体，开辨证论治之先河，形成了祖国独特的医学思想体系，对于推动后世医学的发展产生了巨大的作用。《伤寒杂病论》不仅是我国历代医家必读之书，在海外也广为流传。如日本、朝鲜、越南、蒙古等国，特别对日本中医界产生了深远的

著名医家喻昌

影响。

名医华佗读了《伤寒杂病论》后啧啧赞叹说：“此真活人书也”；明末清初著名医家喻昌高度赞扬张仲景的《伤寒杂病论》：“为众方之宗、群方之祖。”《中国医籍考》中评价道：“如日月之光华，旦而复旦，万古常明。”

《脉经》

⊙拾遗钩沉

我国现存最早的脉学专著——《脉经》，是由魏晋时期医学家王叔和在总结前人脉学理论的基础上，编著而成的一部中医脉学的集大成之作，将我国脉学研究推进到一个新的阶段，促进了中医诊断学的发展。

当时，魏、蜀、吴三国鼎立，连年征战，大军所过之处，生灵涂炭，疫病肆虐，人民饥寒交迫，流离失所，呈现出“家家有伏尸之痛，户户有号泣之声”的悲惨情景。为了避免疫病传染，曹氏父子每次上前线，都让太医令王叔和随军前往。随军征战的王叔和一面防病治病，一面利用太医令优越的工作条件，在淮北、江南等地搜集古典医著和华佗、张仲景等人的遗作，为后来著《脉经》做充分的准备。

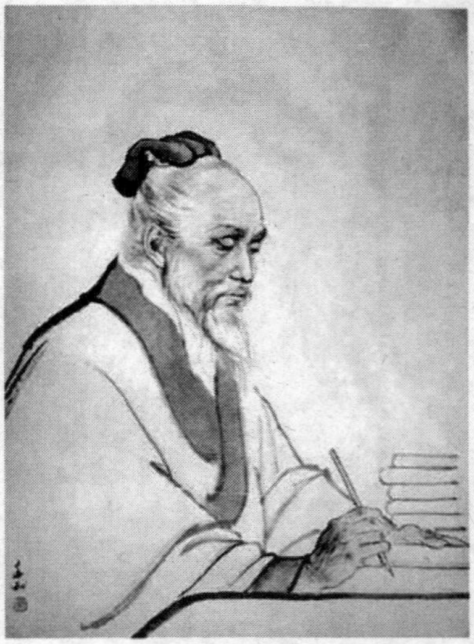

在王叔和之前，我国医学在脉学上已经积累了丰富的经验。早在《周礼》中就有关于切脉可以诊察五脏六腑病变的记载，《黄帝内经》《难经》中记载华佗也精通脉学，后人称他为“疗病平脉之候，其验若神”；医圣张仲景对脉学的造诣颇深，他在《伤寒杂病论》中列出的脉学知识已达20多种，广泛地把切脉识病作为辨证施治的根据。

王叔和创作《脉经》

但是，历史上有关脉学的记载零乱、

繁杂，没有形成体系。为了提高脉学的科学性，更好地发挥其在临床诊断中的作用，王叔和深感有必要将其系统化和规范化。于是，他不辞劳苦，毅然担任起著述《脉经》的重任。他利用做太医令时搜集的各种脉学资料，采前人之长，博古纳今，后又结合自己的临床体验，按照百病的根源，分门别类，依类编排，精心整理历代脉学资料，终于在公元260年写成了这部伟大的著作。

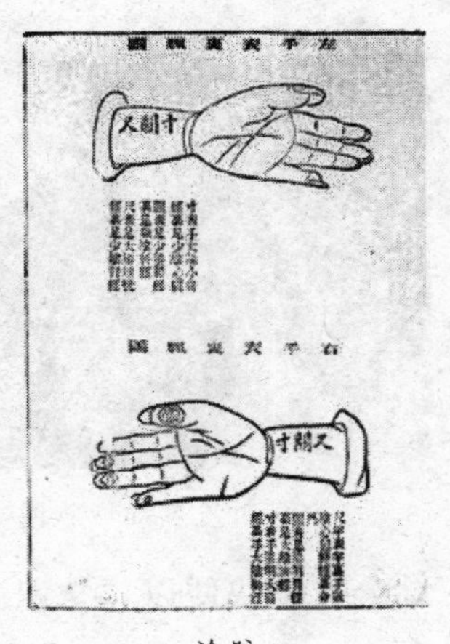

诊脉

王叔和在《脉经》中首先阐述了脉的生理、病理关系，说明诊断的部位和脉象的辨别方法及治疗。他把各种脉象归纳为浮、芤、洪、滑、数、促、弦、紧、沉、伏、革、实、微、涩、细、软、弱、虚、散、缓、迟、结、代、动24种，并逐一加以描述和简明的注释。他还指出了8组相类似的脉象，排列在一起加以比较，以引起人们的注意，便于后人理解。这些脉学知识基本上包括了循环生理上的所有脉象，后世医家多以此书为论脉辨证的依据。如现在常用的28脉，其基本脉象仍未超出《脉经》的范围。

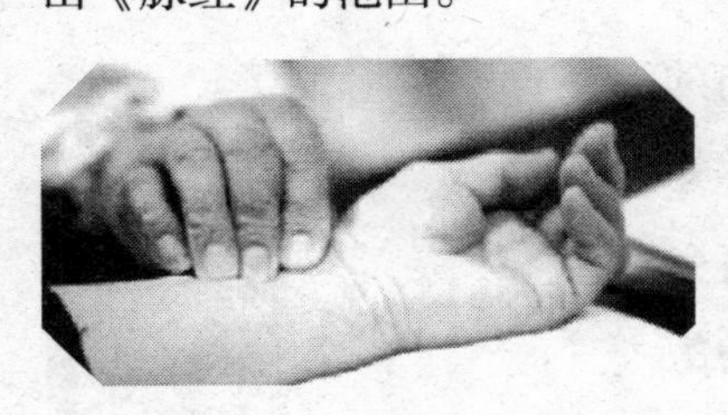

切脉图

以研究脉学著称的《脉经》，对针灸学的论述也很精辟。书中对辨证分型、腧穴理论、刺灸方法等都有所涉及，补充了针灸学的部分理论。王叔和的观点是：在进行针灸治疗前，必须先进行诊断，诊断中的一个重要环节就是切脉。《脉经》以脉象为先导，论述证候或者症状，最后决定针灸方法；诊治时主张针、灸、药等相结合。

⊙史实链接

战乱频繁的东汉末年，人民颠沛流离，王叔和的家族在战乱中多次迁

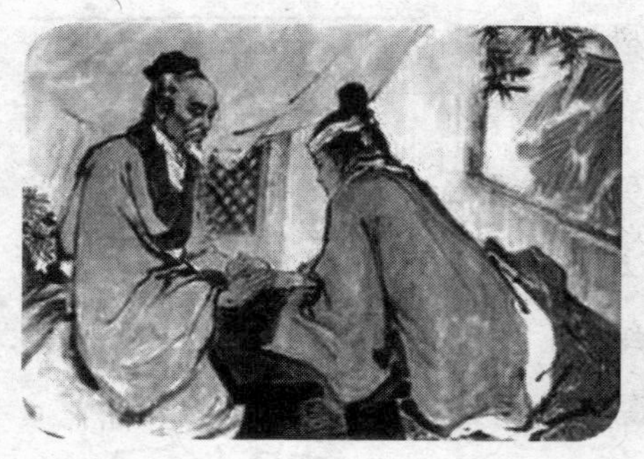
王叔和诊脉图

移，约公元190年，他跟随族人从洛阳迁往荆州。王叔和自幼立志学医，倾慕张仲景的高超医术。当时，东汉著名的医学家张仲景，正家居荆州所属的南阳。一到荆州，他便亲往南阳拜张仲景为师，研习医术。王叔和刻苦钻研，四处行医治病，理论与实践相结合，很快便以“学识渊博，洞识修养之道”著称，成为当时颇有名气的医生。

汉献帝建安十三年（公元208年），刘表病逝，刘表之子刘琮率部众投降了曹操，王叔和与他的家族也一同归顺。曹操自己常犯“头风”病，又目睹百姓因病或痛苦呻吟或不幸死亡，他终于意识到名医的重要性，后悔当初杀了华佗。公元220年曹操建立魏国后，便启用医术精湛的王叔和做了魏国的“太医令”。

⊙古今评说

《脉经》这部著作不仅保存了汉晋以前的宝贵医学资料，而且为研究我国古代的脉学知识提供了宝贵资料。《脉经》问世后，一直受到历代医学家的重视，自隋唐以来便被列为医家习医的必读之书，书中的内容很大部分一直为后世所沿用，至今仍有很高的实用价值。

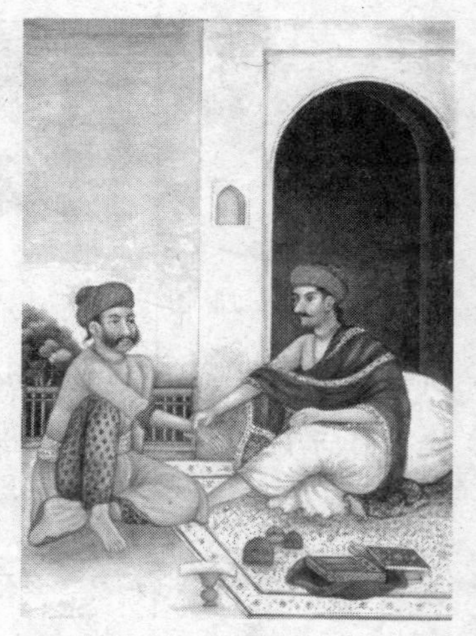
《脉经》流传国外

在国内有深远影响的《脉经》，对国外医学的发展也有一定的贡献。隋唐时期我国医学得到了全面发展，这部书便随着我国医学的外传流入日本，以后又传到阿拉伯，对西欧脉学的发展有很大的影响。中世纪，阿拉伯医圣阿维森纳的《医典》中对于切脉部分的论述，基本上引用了《脉经》的内容；欧洲人拉希德·丁·哈姆达尼在他的《伊尔汗的中国科学宝藏》中也提到了《脉经》；公元17世纪时，波兰人卜弥格曾把《脉经》译成拉丁文；18世纪英国的著名医学家芙罗伊尔，因受王叔和《脉经》的影响，发明了切脉时的脉搏计数表，并于公元1707年在伦敦出版了《医生诊脉的表》一书。

《针灸甲乙经》

⊙拾遗钩沉

很多流传后世的医学典籍，大多出自一些悬壶济世的医家之手。他们将临床中总结出的治病经验和理论付诸文字，流传后世。然而《针灸甲乙经》却是一个例外，它的作者皇甫谧竟然是魏晋时一位才华横溢的文人。他没有任何临证经验，全凭汲取前人典籍中的精华而自学成才，写下了这部针灸学著作。这部医学典籍奠定了他世界针灸鼻祖的地位，留名医史。

今天我们所见的《针灸甲乙经》分12卷，128篇。该书在针灸理论上强调："上工治未病"之病，即高明的针灸医生要学会运用针灸来达到保健预防疾病之目的。他所指出的"中工刺未成"则强调仅能做到疾病早期治疗者，也只能算比较好的针灸医生——中工。这表现了该书对预防疾病和提倡早期治疗的重视。然后，他以"下工刺已衰，下工刺方袭"，将不能做到预见和早期诊断治疗的针灸医生则一概称之为下工、下下工，视之为不合格的针灸医生。这一先进思想促成了中国历代针灸医生的勤奋学习和为发展针灸作出了重要贡献。

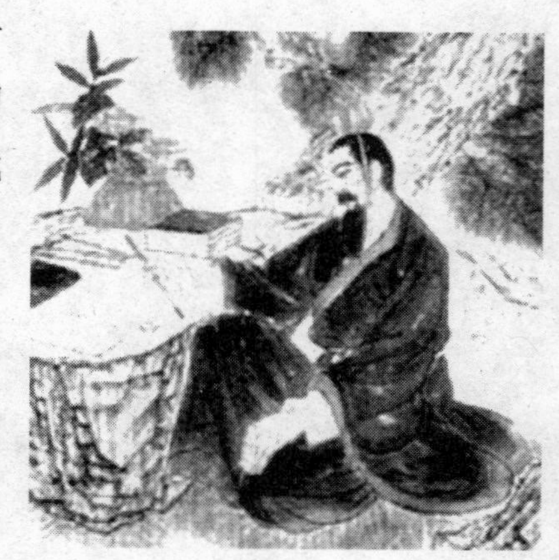
皇甫谧创作

同时，该书还对针灸用针之形状制作、针灸之禁忌、孔穴部位之考订、针灸的临床适应证、针灸操作方法，以及临床经验的总结等进行了系统的论述。

系统整理考订针灸穴位。该书对针灸穴位之名称、部位、取穴方法等，逐一进行考订，并重新厘定孔穴之位置，同时增补了典籍未能收入的新穴，使全书定位孔穴达到349个，其中双穴300个，单穴49个，比《黄帝内经》增加189个穴位，即全身共有针灸穴位649个。在此之后穴位数虽每有增减，但该书为之奠定了可靠的基础。关于穴位的分布，该书采取了分区记述的方法，如头部分正中，两侧再分五条线与脑后各有穴若干；面部、耳部、颈部、肩部各有穴若干；胸、背、腰、腹部分之正中，两侧各线各有穴若干；四肢部分三阳、三阴各有穴若干。

关于针灸疗法的适应证。哪些疾病适合运用针灸治疗，这是针灸临床的一个重要问题，对选择治疗方法是十分必要的。《针灸甲乙经》在前人经验的基础上，提出适合针灸治疗的疾病和症状等共计800多种。例如，该书所分述的热病、头痛、黄疸、寒热病、脾胃病、癫、狂、霍乱、喉痹、耳目口齿病、妇人病等，也基本上达到了条分缕析，内容比较丰富。

⊙史实链接

《针灸甲乙经》在中国独具特色的针灸疗法发展中，发挥了承前启后、继往开来的重大作用。在《针灸甲乙经》问世之前，也有医籍对针灸学理论和技术进行阐述，但都是些散落残佚的小册子，或论述不尽系统。而《针灸甲乙经》正是在这样的历史背景下对针灸、主治等从理论到临床进行了比较全面系统的整理研究而成书的。

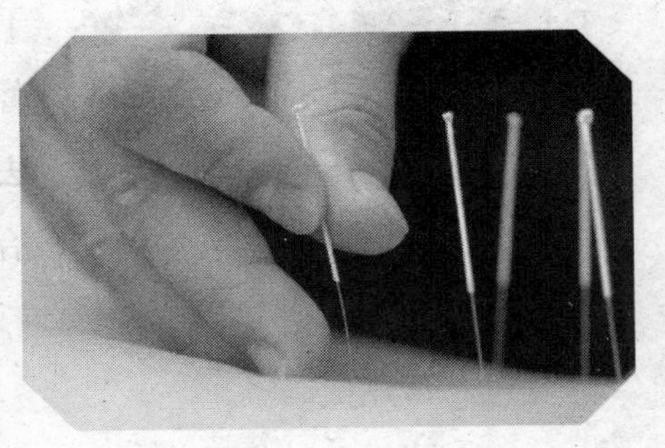
针灸治疗

由于《针灸甲乙经》的内容大体取材于《黄帝内经》和《明堂孔穴针灸治要》，很多研究者就从文献学的角度去论说此书的价值。保存着不少古代研究成果的《针灸甲乙经》，不仅促进了我国针灸学的发展还可用来校勘医学古籍。如《黄帝内经》由于历代传抄而出现错误、断简残蠹所致的阙漏，后人就靠《针灸甲乙经》来对此进行校勘；《明堂孔穴针灸治要》原书早佚，借助《针灸甲乙经》得以保存大部分精华内容。

⊙古今评说

历代医家对《针灸甲乙经》评价很高。药王孙思邈曾评价道："要想成为名医，必须潜心阅读《素问》、《甲乙》等诸部经方。"著名古典方书作家王焘认为，皇甫谧"洞明医术"，他的这部著作应该作为医人行医的秘宝，后世医家应当结合临床实践来运用《针灸甲乙经》。《四库总目提要》称赞皇甫谧这部医学著作"与《内经》并行，不可偏废"。

唐代将《针灸甲乙经》列为太医院学习和医生考试的内容之一。公元5世纪，《针灸甲乙经》流传到日本、朝鲜。公元7世纪，日本也设立了针灸科，日本《大宝律令》明确规定《针灸甲乙经》为学习中医的必修课本。它在国际上享有很高的声誉，国外已有英、法、日等译本。

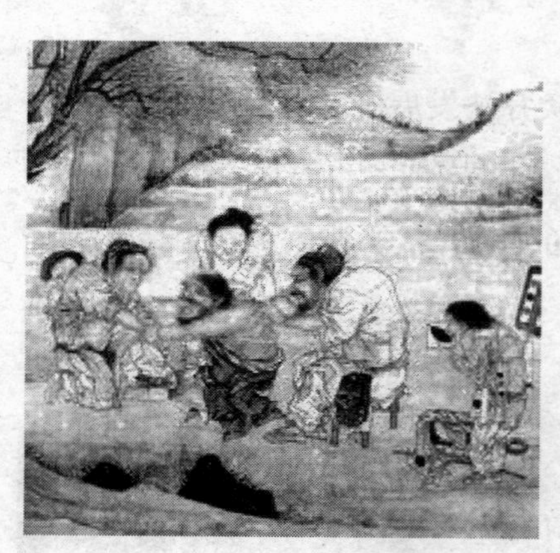

针灸流传

《针灸甲乙经》至今还被广泛地运用于临床实践，使后世获益匪浅。清朝初期著名医家张璐从中发掘出治疗癫痫病的方法：现代医家王春辉用其法治疗痹证，医治效果显著。

《千金方》

⊙拾遗钩沉

《备急千金要方》和《千金翼方》合称为《千金方》，是我国唐朝著名医学家孙思邈的代表作，被誉为我国历史上第一部临床医学百科全书。

重视医德的孙思邈在《千金要方》的卷首中，详细地论述了作为一位优秀的医家，必须具备高尚的道德修养，拥有深厚的医学理论及精湛的医疗技术。这部著作不仅是后世医家研习医术的宝典，更是他们医德修养的行为准绳。

内容精要而丰富的《千金要方》，分为医学总论、妇人、少小婴孺、七窍、诸风、脚气、伤寒、内脏、痈疽、解毒、备急诸方、食治、平脉、针灸等，共计232门，方论5300余首，记载了800多种药物。书的规模之大，在唐朝以前的医书中实属罕见。书中所倡立的脏病二腑病分类，具有新的系统性，对妇儿科方面，也有许多独到的见解。如，胎儿初生必须先用棉花把指头缠起来，揩拭口中及舌头中的暗绿色的羊水和恶血；对刚生下来不哭喊的假死小儿也提出了许多急救方法。

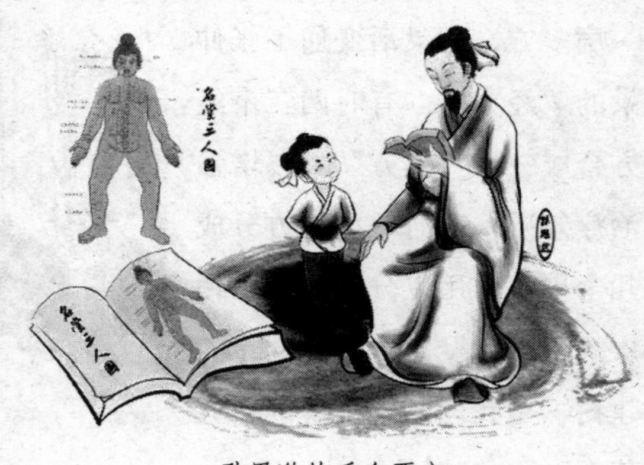

孙思邈的千金要方

《千金要方》中首例妇科三卷，儿科一卷，把妇儿科放在突出的地位。孙思邈特别重视妇幼保健，后世医学界认为

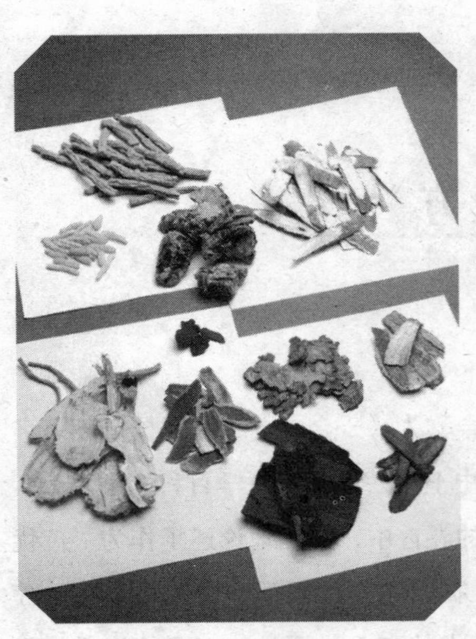

《千金要方》——药材

他是创建妇科的先驱。

《千金要方》最早论述了脚气病的病史。孙思邈在总结前人医学经验的基础上，对一些营养缺乏性疾病已有深刻的认识，并针对病因创造性地配制了治疗脚气病的特效药物。脚气病是由于人体缺乏维生素B_1引起的。这种病多年来折磨着不少民众，患者均呈现出食欲不振、精神委靡、身体水肿等症状。孙思邈在总结群众经验的基础上，经过长期探索，终于提出一个奇特而又简便的防治方案，那就是用防己、细辛、防风、犀角、蓖麻叶、蜀椒、吴茱萸等含有维生素B_1的药物来治疗，这在世界医学史上是非常先进的。欧洲于公元1642年才开始涉足脚气病的研究，而孙思邈早在公元600年左右，就已经详加论述，而且还掌握了正确的防治方法，这比欧洲早了整整1000年。

被后世誉为临床医学百科全书的《千金要方》，首创“复方”这一医学名词。《伤寒论》的体例是一病一方，而孙思邈在《千金要方》中发展为一病多方，还灵活变通了张仲景的“经方”。有时两三个经方合成一个“复方”，以增强治疗效果；有时一个经方分成几个单方，用以分别治疗某种疾病。这无疑是对医学的重大建树，是我国医学史上的伟大革新。

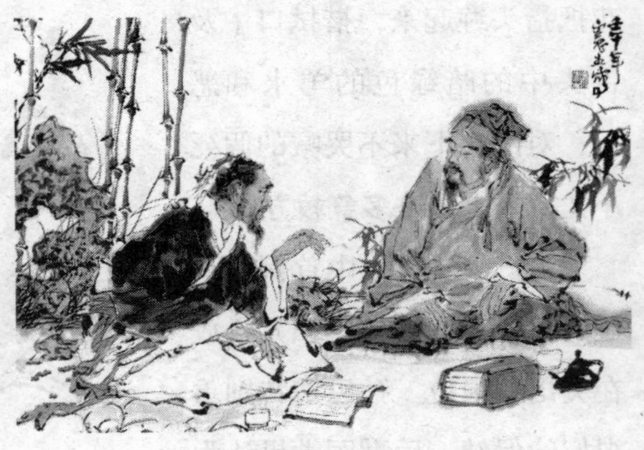

孙思邈学习医术

孙思邈著成《千金要方》时已年过七旬。书成之后，孙思邈逐渐认识到它的不足，便又结合后30年的临床经验，编撰成30卷《千金翼方》。这两部书被后世合称为《千金方》，收录了唐朝以前本草书中所未记载的药物，补充了很多方剂和治疗方法。它是唐朝以前医药学成就的系统总结；是我国唐朝最具有代表性的医学著作；是我国现存最早的医学类书，对学习、研究我国传统医学有着重要的参考价值。

⊙史实链接

孙思邈自幼聪明过人，7岁开始读书，记忆力惊人，有过目成诵的才能，被邻人称作“神童”。幼年时的孙思邈体弱多病，由于经常看病吃药，几乎耗尽了家资。生活在他周围的贫苦百姓也时常因为看病，生活更加困顿不堪，甚至有些穷困的患者因为得不到及时医治而悲惨死去。生活中的一幕幕情景都投影在孙思邈的脑海中，他感慨万千，深知“人命至重，有贵于金。一方济之，德逾于此”。从18岁开始，孙思邈便立志从医。在学习医术的过程中，他鉴于古代医书散乱浩繁、检索困难，于是博览群书，广集民间验方，编纂成了30卷的《备急千金要方》，后世简称为《千金要方》。

这部医学著作的问世，突破了长期以来“药必《神农本草》、医必《黄帝内经》”的旧框。打破了当时医学界“各承一业”的陋习，主张用综合疗法治病。孙思邈曾经说道：“良医行医，必须先诊脉临证后遣方施药，再施以针灸，内外相结合，病必然除去。”

⊙古今评说

高度评价《千金方》说：“世皆知此书为医经之宝”（《千金宝要》）。清朝医学家徐大椿也认为该书“用意之奇，用药之功，亦自成一家，有不可磨灭之处”（《医学源流论》）。这部书不仅在国内大受欢迎，而且还远播海外，对朝鲜、日本等国有深远影响。

现藏于日本米泽上杉文库中的宋朝版本《千金要方》，一直被日本政府奉为“国宝”。唐朝著名高僧鉴真三次东渡日本，就曾把《千金方》等古代医籍介绍到日本，对日本中医的发展起了重要作用。

《诸病源候论》

⊙拾遗钩沉

我国古代有没有血吸虫病?这是长期以来未有结论的问题。自从长沙马王堆一号汉墓和湖北江陵凤凰山发掘到的两具古尸身上发现了血吸虫卵后，确证我国早在二千多年前的西汉时代，已有血吸虫病流行了。

早在殷墟甲骨文中，已见有“蠱”字。据汉代许慎的《说文解字》虫部解释，“蛊，腹中虫也，从虫从皿。”我国古代医学典籍中所看到的“蛊毒”、“蛊胀”、“积聚”、“水毒”等病名，可能包括有血吸虫病在内。但是，由于古代文献的简略，人们不敢断言这类病名即是血吸虫病。然而，在隋朝巢元方等编撰的《诸病源候论》中，却有类似血吸虫病的病因、症候等方面的资料，而且描述比较翔实，这是以往著作所没有的。

《诸病源候论》，全书共50卷，包括内、外、妇、儿、五官、口、齿、骨伤等多科病证共计71门，1739篇。详载了各科疾病的病因、症状，并对疾病的诊断和预后作了论述。该书系统地总结了隋朝以前的医学成就，也是我国医学史上第一部由朝廷组织集体撰写的医学理论著作。

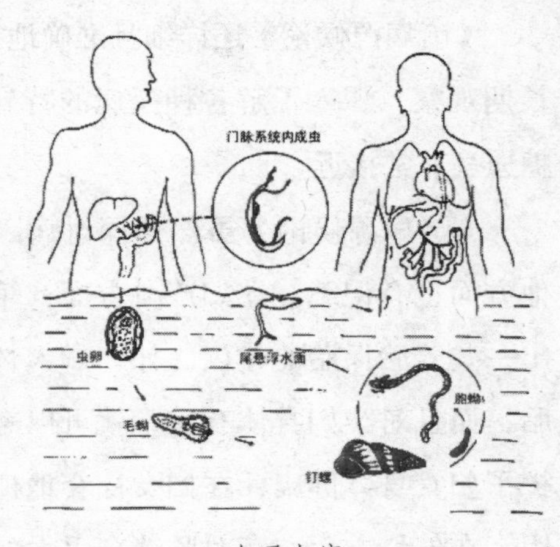

血吸虫病

该书主要论述了病因症候，书中按病分纲，在每种类型的疾病之下，又分别论述了病症概念、病因、病机

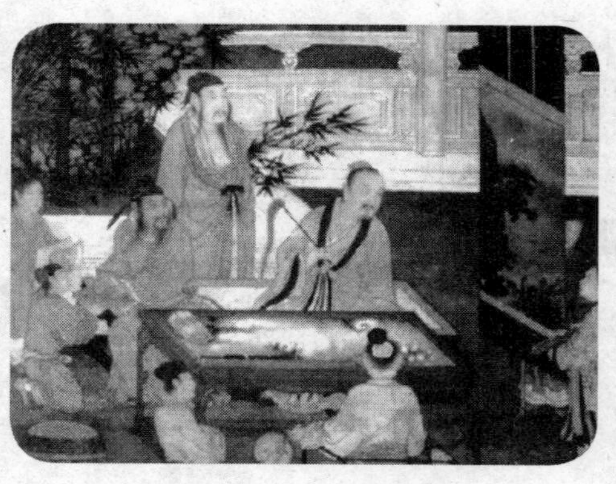
《诸病源候论》详列痢候

和证候，包括病证之理的阐述和对症候的描述，具有较高的水平。同时该书还发展了中医病因学理论，提出“乖戾之气”是传染性疾病的致病因素，并提出提前服药以防疫病感染，即现代医学里说的“预防”。在《诸病源候论》中提出疥疮与疥虫侵染有关，这一认识是基于巢氏深入细微的实地考察基础上的，是科学的。较之以前认为疥疮是“湿邪”为患，大大前进了一步。关于夜盲症，巢元方发现这种疾病和一种雀类一样，白天看东西很清楚，然而一到晚上却什么也看不见。这一描述已被现在的科学实践证明其完全具有科学性，是正确的。在痢疾病的认识中，列有“痢病诸候专论”，有赤白痢、脓血痢、热痢、杂痢、休息痢等20种。在关于肺痨的认识中，不但有类似葛洪对这种病状的看法，还较为具体地给其定了名，如“虚劳”、“骨蒸”等，这些病名在今天的中医学中仍然在使用。在寄生虫的辨别方面也有自己的看法，并能准确地描述其病源。

《诸病源候论》还详细且准确地描述恶劣疾病的症候，巢氏通过临床的长期观察，深入了解各种疾病的特异表现，如记载的消渴病与现代医学的糖尿病非常接近。

《诸病源候论》虽然是探讨病因症候的专著，但在妇产科和外科等其他方面也有记载。在妇产科方面，第一次提出了人工流产的适应症，并提出一些养胎保胎的建议，如“妇人怀孕以后如果瘦弱或有疾病，即不能养胎，而且对孕妇身体有害，就可以考虑将胎儿去掉”。这一论点的提出保护了妇女身体健康，在妇女社会地位低下的时代，无疑起着积极的推动作用。在外科方面，有对肠缝合手术的详细记载。这不仅具体地说明了我国医学在1400年前就能施行这样的手术，还说明了巢元方本人在外科方面的成就。

⊙史实链接

巢元方，隋朝著名医家，其生卒年及籍贯缺乏考证，隋大业(605–608)年间，曾任太医博士，后升为太医令。他有丰富的医学实践经验，高深的医学理论。据《开河记》记载，公元609年，主持开凿运河工程的开河都护在宁陵（今河南境内）患风逆病，全身关节疼痛，坐起即火晕作呕，诸医诊治无效，于是隋炀帝命令巢元方前往诊治。巢元方诊后认为是风邪入腠理，病在胸臆，须用肥嫩的羊，蒸熟掺药食下，果然药到病除。

巢元方画像

关于巢元方的生平事迹，除了上述故事之外，在其他史书上记载很少。但是较为幸运的是，他为后人留下了一部著作《诸病源候论》。通过此书，巢元方为后人留下了他在医学方面丰富的经验。他对很多疾病病源的认识，很早就有了较为详细的论述，在不少疾病的临床诊断方面，有着自己独特的见解。

巢元方在医学上有着很深的造诣，在中医的病因、病理、诊断等方面，有着重大的贡献。这些成就的取得没有实事求是的治学态度，没有深入细致的调查研究、没有献身科学的精神是永远也办不到的。其所撰写的《诸病源候论》是我国现存的第一部论述病源症候学的专著。对隋朝以后医学的发展产生了巨大的影响，对祖国传统医学发展有着突出的贡献，为历代医家所推崇。

⊙古今评说

《诸病源候论》刊行后即赢得医家的推崇，被列为“医门七经”之一，

对后世医学的发展影响很大。唐朝王焘的《外台秘要》(公元752年)、宋朝王怀隐等编撰的《太平圣惠方》(公元992年)、明朝的《普济方》，均引证了本书有关病因证候的论述，然后再附以临床治疗方药。据宋晁公武《郡斋读书志》记载，宋朝曾用《诸病源候论》来课试医士，以该书作为出题依据。后来，此书流传到日本、朝鲜等国，也被列为医家必读的经典。公元984年，日本医学家丹波康赖著《医心方》，他仿效《外台秘要》的形式，采取《诸病源候论》的条目，并参考隋唐医书80余种。

由于时代的限制，书中也存在着一些禁咒及宗教迷信等内容；同时，由于篇章浩繁，内容庞杂，难免有兼收并蓄、前后重复的缺点。但是，瑕不掩瑜，此书仍不失为我国古代的一部重要文献。

《本草纲目》

⊙拾遗钩沉

在祖国医药学的伟大宝库中，有一部药物学著作，为我们中华民族在世界上赢得了极大的荣誉，它就是明朝伟大的医药学家李时珍的巨著——《本草纲目》。

汁〔主治〕胸腹大热不止，伤寒大热，及溪毒、射工毒，甚良。通月经，熁蛇伤，主孩子口噤，以汁灌之。傅汤火伤，痛即止。
蛇莓
夏月欲入水，先以少末投中流，更无所畏。又辟射工。家中以器贮水，浴身亦宜投少许。

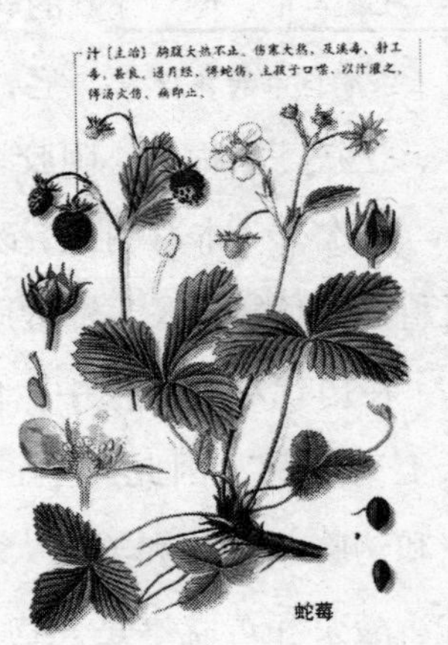

《本草纲目》用药经验和理论

《本草纲目》全书约190万字，共52卷，收载药物1892种，有描绘药物形态的图谱1110幅，附载医方11096个。作为这样内容丰富的一部药物学著作，不仅在我国古代是空前的，在古代的世界医学史上也是罕见的！《本草纲目》的重大贡献，首先在于它系统而正确地总结了16世纪以前中国人民长期的用药经验和理论知识。

李时珍在《本草纲目》中不仅整理了历代本草所录的全部药物1518种，而且还增添了374种新药。这是我国古代本草著作中增加新药最多的一次。新增的药物中许多已被证明至今仍然具有重要的价值。例如，治疗跌打损伤的三七，具有麻醉作用的曼陀罗花，治疗毒蛇咬伤的半边莲，治痈肿疔毒的紫花地丁，治疗血证的百草霜，治泻痢的雅片，利水的粉霜，治疗气瘿的猪、羊、牛等动物的甲状腺等。

李时珍在《本草纲目》中还对过去未曾叙述过的一些药物的效用进行补充和叙述，这类药物竟达1300条以上，绝大多数也已被现代的药理研究

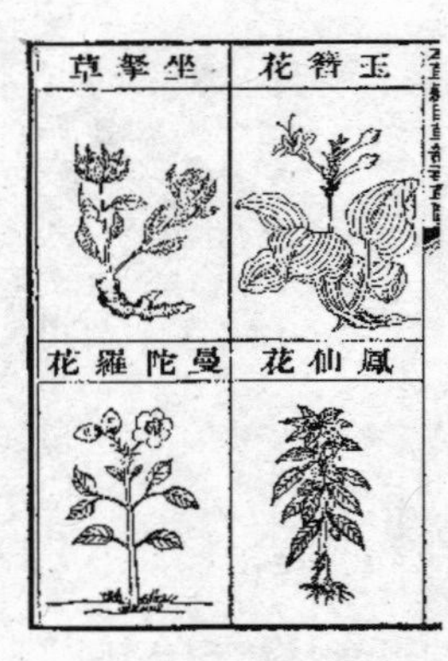

本草纲目中的药材

和临床应用所证实。例如，蟾酥治一切恶肿，砒霜枯痔，延胡索止痛，益母草调经，海带治瘿瘤，大风子油治麻风，金银花治温病发热，磁石明目去翳，骨碎补治肾虚久泄，煨葱止血止痛，猪、羊等动物肝脏和鼠胆、鲤鱼脑治夜盲等。

李时珍在《本草纲目》中还为许多具有多种功用的药物确定了主要功用。例如当归和血补血，常山治疟，麻黄止喘，炉甘石治眼病，香薷利水，牵牛子荐下，土茯苓治梅毒，阿胶补血滋阴，黄芩泻肺火等。

其次，《本草纲目》改正了历代本草著作中的许多错误，批判了种种违反科学、危害人民生命健康的谬说。

在历代本草著作中，由于一些医药学家对药物未曾亲采亲验，“唯据纸上猜度”，因此产生了不少错误。例如兰草和兰花、泽漆和大戟，黄精和钩吻、大黄和羊蹄大黄等本是两种药物，前人皆误为一种；南星和虎掌、酸浆和苦耽本是一物，前人列为两种；龙眼、槟榔本是果实，前人归入木部；生姜、薯蓣本是蔬菜，前人列入草部。诸如此类，李时珍一一予以纠正。

在历代本草著作中，由于受古代方士和道家的影响，存在着服食“金丹”、“仙药”可以长生，成仙的种种谬说，例如说久服水银、黄金、灵芝草等可以成仙，久服白石英、雄黄、黄连、芫花等可以长生。李时珍批判道，“皆谬谈也”，“其说妄诞可鄙”，指出那些服食的人“求生而丧生，可谓愚也矣”。

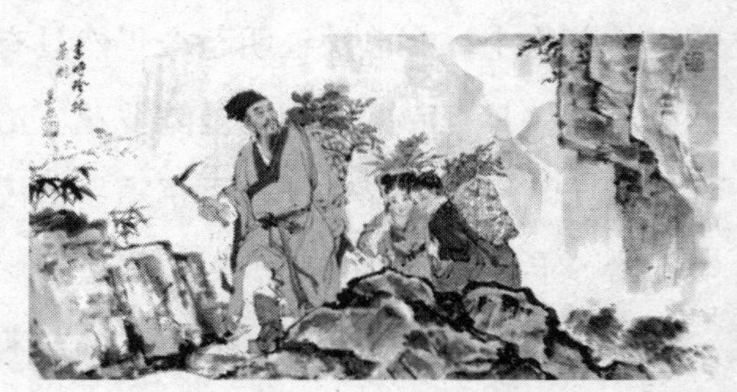

李时珍采药图

《本草纲目》的广博内容，对自然科学的其他学科，如中医学、生理学、营养学、植物学、动物学、矿物学、化学、地质学、天文学等许多方面，都有相当的贡献。

⊙史实链接

为了撰写《本草纲目》，李时珍阅读了大量的书籍，除了历代的医药学著作外，还阅读了四书五经、诸子百家、历史地理、农林园艺、音乐诗歌、神话传奇等书籍达800余种之多。另外，李时珍还注重实践。为了搞清楚每一个疑问，他不辞劳苦、不避艰险地“访采四方”，进行了大量的调查研究。经过27年的不懈努力，李时珍积累了极其丰富的第一手材料，经过3次认真彻底的修改，至61岁时，写出了《本草纲目》初稿。此后又经过十多年修改，直至73岁时才最后定稿。李时珍在回忆这一历程时写道：“行年三十，力肆校雠，历岁七旬，功始成就。”李时珍编著《本草纲目》前后花了近40年时间，倾注了毕生的心血，耗费了毕生的精力。遗憾的是，李时珍在生前并未能亲眼看到《本草纲目》的出版，在他逝世后3年，1596年《本草纲目》在金陵（今南京）出版。

⊙古今评说

李时珍的《本草纲目》所取得的成就是极其辉煌的，因此，400多年以来，对于我国医药学和自然科学的发展，产生了重大影响。自《本草纲目》问世以后，在国内辗转翻刻已达30余次之多，可见其影响之大。特别是新中国成立后，在中西医结合，创造中国统一的新医学新药学的过程中，更是放射出了异彩。例如，20世纪70年代初，我国医务人员就是根据《本草纲目》对曼陀罗花可“入麻药”的记载和其他有关文献，创造出了以曼陀罗花为主药的具有抗休克作用的中药麻醉剂，为不能用西药麻醉的休克患者，提供了一种效果满意的全身麻醉药。

17世纪后，一些国外学者在阅读到《本草纲目》后，不得不承认此书的世界先进水平，纷纷加以翻译。有些国家如日本，不仅两次翻译，而且还掀起了学习和研究的热潮。《本草纲目》已有拉丁文、法文、德文、英文、俄文、日文、朝鲜文等七种文字的全译本或节译本流行，对世界近代和现代医药学的发展产生了重大影响。在世界上，《本草纲目》被人们珍视为“中药宝库”，赞誉为“东方医学巨典”。世界著名的生物学家、进化论的创立者达尔文甚至把它称为“中国古代的百科全书”。

曼陀罗花

三、中医理论浅说

天人合一理论

⊙拾遗钩沉

早在秦汉时期祖国传统医学就提出了“天人相应”的著名论点。“天”代表自然界，“相应”是指自然界的变化必然会引起人体的反应。如果自然界的运动变化反常，超过了人体正常的生理调节功能，人就要生病。

首先，四季气候、昼夜周期会对人体有所影响。大自然春、夏、秋、冬的季节变化是有一定规律的：春天温暖，夏天炎热，秋天凉爽，冬天严寒；而且春季多风，夏季暑湿，秋季干燥，冬季阴冷。这种气候节律的变化，对一切生物都有深刻影响。人也是这样，春夏两季，人体皮肤松弛，血管舒张，气血津液多流向体表，所以容易出汗而小便少；秋冬两季，人体皮肤致密，血管收缩，气血津液多趋向体内，所以汗少而小便多。一旦气候变迁过于急剧或反常，人体适应不了就容易发生疾病。比如，春季应该温暖反而寒凉，人就容易感受风寒；夏天过于炎热，人就容易受热中暑。除此之外，还可能发生季节性的流行病，春季多麻疹，夏季多肠道疾病，秋季多疟疾，冬季多外感咳嗽等。

其次，日夜周期的变化对人体也有很大影响。一般地说，多数患者在早晨和白天病情比较稳定，午后和夜晚病情往往加重。许多患者常常死于半夜前后就是这个道理。

再次，地理环境对人体也有深刻影响。南方人刚到北方，或者北方人刚到南方，大都感到身体不适，严重的还要生病。对于这种现象，人们通常称作“水土不服”。这是因为自然环境不同，人在生理、气血、体形、肤色等方面也都有些差异，骤然改变了已习惯的自然环境，人体的调节功能一时不能适应，自然就会生病。

祖国传统医学这种“天人相应”的理论，已经被现代科学的许多发现所证实。比如，近年来有人观察到人体的生命活动，常随昼夜和四季气候的变化而呈周期性改变。如人的体温、心率、血压、血糖、内分泌、基础代谢等，就都有24小时的节律波动。而不是像过去人们所认为的人体内有一个“稳定的内环境”。人们还发现人体肝脏的解毒功能和胆汁的分泌功能，一般是夏季低而冬季高。目前，这种研究生物周期性活动规律的科学，称“生物钟学”。大量的实验表明，中医关于四季、昼夜周期对于人体影响的说法基本上是科学的。另外，近年来科学家又发现，太阳黑子周期性活动和人的血沉、血红蛋白、血压的周期性起伏有关，和流行病、传染病、心血管病的发病率和病死率也存在一定关系。这种研究天体运行和气候变化对人体影响的科学，叫做“医学气候学”。这一门新科学的发展，也有力地揭示了“天人相应”理论的科学价值。

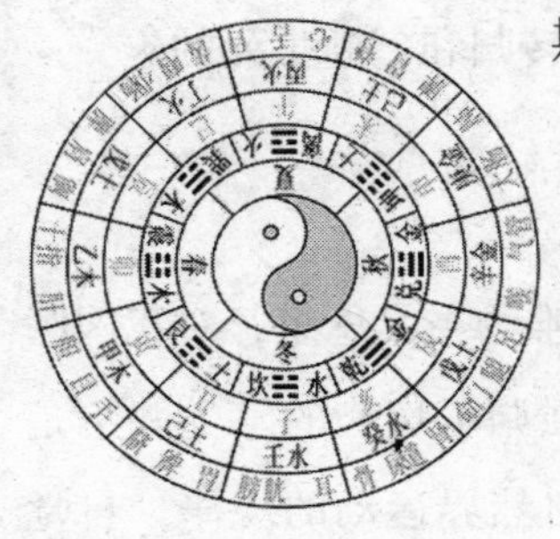

中医藏象五行学图

⊙史实链接

北宋儿科医学家钱乙看病就能结合四时气候预知患者的生死。有一次他给一个王公贵人的儿子看病，诊脉察色之后说：“这个孩子不用吃药就能自愈。”恰巧王公贵人的另一个小儿子当时也在场，钱乙却指着那个孩子说：“他倒是要暴病一场的，不过病后三天过了正午就会好的。”王公听了以后很不高兴，以为钱乙是在故弄玄虚，并没有介意。

不想，第二天那个原没有生病的孩子果然发起高热，而且不停地抽搐，病情非常危急。王公只得召请钱乙来治，结果正如前言，过了第三天的正午病就退了。王公感到很奇怪，就问钱乙这到底是怎么一回事。钱乙回答

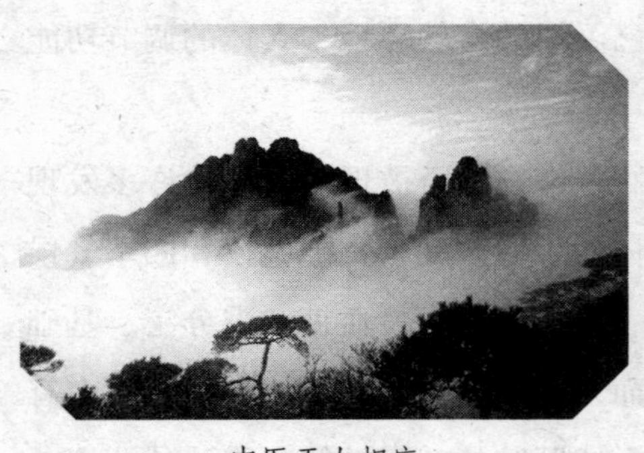

中医天人相应

说：“我给大人的另一个公子看病的时候，偶然间发现这个孩子面色通红，两眼发直，这是心和肝俱受风邪的征象，所以就大胆预言将要得一场暴病。没想到不幸被言中了。”王公又问：“您为什么说过了正午就会好呢？”钱乙答道：“正午之时阳气最旺，过了午时就阳气渐衰而阴气渐盛。公子的病是心经证候，自然要午时以后得愈。”

这个故事出自《宋史》钱乙的本传，它生动地说明了我国古代医家是怎样运用“天人相应”的观点来观察和解释人的病变转归和判断生死的。

⊙古今评说

“天人相应”理论，作为我国古代一种朴素的唯物主义思想，对我国医学的发展起了积极的指导作用。主要表现在，它强调了疾病的发生并不是什么鬼神作怪的结果，从而启示人们要认真研究自然界运动的规律，自觉地去适应这种规律，同疾病作斗争。正如《黄帝内经》所说：“必须上知天文，下知地理，中知人事，医道才可以长久存在。”

自然界							五	人体						
五音	五味	五色	五化	五气	五方	五季	行	五脏	六腑	五官	形体	情志	五声	变动
角	酸	青	生	风	东	春	木	肝	胆	目	筋	怒	呼	握
徵	苦	赤	长	暑	南	夏	火	心	小肠	舌	脉	喜	笑	忧
宫	甘	黄	化	湿	中	长夏	土	脾	胃	口	肉	思	歌	哕
商	辛	白	收	燥	西	秋	金	肺	大肠	鼻	皮毛	悲	哭	咳
羽	咸	黑	藏	寒	北	冬	水	肾	膀胱	耳	骨	恐	呻	栗

中医五行的属性归类表

正是在这种思想的影响下，我国古代的许多著名医生都是上知天文、下知地理、中知人事的学者，因而才能够医术精专，甚至能准确地判断生死。

观外知内的藏象理论

⊙拾遗钩沉

我国古代，藏，通“脏”，指藏于内的内脏；象，是征象或形象。这是说，内脏虽存于体内，但其生理、病理方面的变化，都有征象表现在外。所以中医学的藏象学说，是通过观察人体外部征象来研究内脏活动规律及其相互关系的学说。

五脏是指胸腹腔中的实质脏器，包括心、肝、脾、肺、肾等，有贮存、分泌和制造精气的功能。六腑是胸腹腔中那些中空有腔的器官，包括胆、胃、大肠、小肠、膀胱、三焦等，具有传化水谷的功能。所谓奇恒之府，是指那些似脏非脏、似腑非腑的器官，包括脑、髓、骨、脉、女子胞等。“奇恒”有异乎寻常的意思。这些器官一般在人体比较深隐的部位，它们的功能各有不同。另外，表中所说的营、卫、气、血、精、津液等是参加生理活动的物质，一方面是构成人体脏腑功能的物质基础，另一方面又是脏腑功能活动的产物。

五脏的生理功能各有专职：心主血脉，血液的运行有赖于心气的推动；又主神明，统领人的一切意识活动。肝藏血，对周身血液的分布起调节作用；又主疏泄，血液的畅流和水谷的运化都跟肝的疏散宣泄功能有关；又主谋虑，人的意识活动也跟肝的功能有关。肺主气，司呼吸：又有调节体液和通调水道的作用。脾主运化，能消化食物，把饮食的精华运送到全身；又能统摄血液，使血液正常地运行在经脉里。肾藏精，人的一切精气（包括饮食精华和具有生殖功能的精气）都由肾来封藏；又能滋养骨和

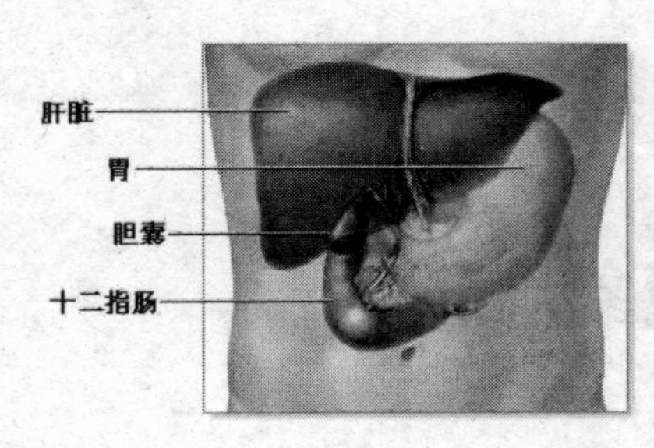

脏和腑

髓，还能纳气，和呼吸有关。

同时，各脏的活动又不是各不相关、各自为政。而是按阴阳五行的规律相互作用、相互制约的。如心主一身的血，肺主一身的气，两脏的相互配合，保证气血的运行，维持人体各组织的新陈代谢。

脏和腑分别属于表里关系，于是就构成了肺—大肠、心—小肠、肝—胆、脾—胃、肾—膀胱等五个系统。每个系统中的脏和腑都是相互配合、相互协调的。如胃主受纳饮食，有腐熟水谷功能；而脾主运化，有输送营养的功能。两者一表一里，一阴一阳，相互配合，完成食物的消化过程。

五脏和筋骨皮肉、五官九窍也分别有从属关系。如肝主筋，主爪，开窍于目。肝血充足，筋就会得到濡养，爪甲也会坚韧，眼睛视物就会清晰。其他从属关系如下：心——脉、面、舌；脾——肉、四肢、唇、口；肺——皮、毛、鼻；肾——骨、发、腰、耳、二阴。

由于脏腑的不断运动，人体内的营、卫、气、血、精、津液等物质，呈现着不断被消耗又不断得到补充的运动状态。如血液，由于气的推动作用流布到全身去营养各个组织，等其中的某些精华消耗后，又及时得到肺送来的清气（就是氧气）和脾运来的饮食精微。又如津液，来自饮食精微，不断得到充实，同时又不断消耗，津有营养滋润各组织器官的作用，液有填精补髓、滑利关节、濡润空窍、滋润皮肤的作用。

⊙史实链接

某县官张鼎石的小儿子一天夜里大哭不止，就请医生甘大来治。甘大先说小儿是肚子疼，用药不效；后来又说是伤食，用药又不效，只好请李之用来治。这时小儿已经哭了四昼夜了。李之用仔细诊视了一番说，如果是肚子疼，孩子的脸色应该发青；如果是伤食，脸色应该发白。现在，孩子的脸色通红，是营心有热的证候，于是开了一帖清热的药方。第二天一早，李之用前来探问，医生甘大讥笑说，服了先生的药，昨天夜里到今天早晨孩子哭叫得更厉害了。李之用回答说：“先生不必幸灾乐祸，你哪晓得孩子的病已经退了。”县官在一旁连连摆手说：“这怎么会呢？”李之用解释说：“孩子已经哭了五天五夜了，不见其他变故，正说明孩子病退思乳。”县官有所醒悟，叫来乳母喂奶，小儿果然不再啼哭。由此可知，藏象经络学说确实是中医手中的一把“金钥匙”，有了它就如同能够打开“黑箱”一样，洞见一切。

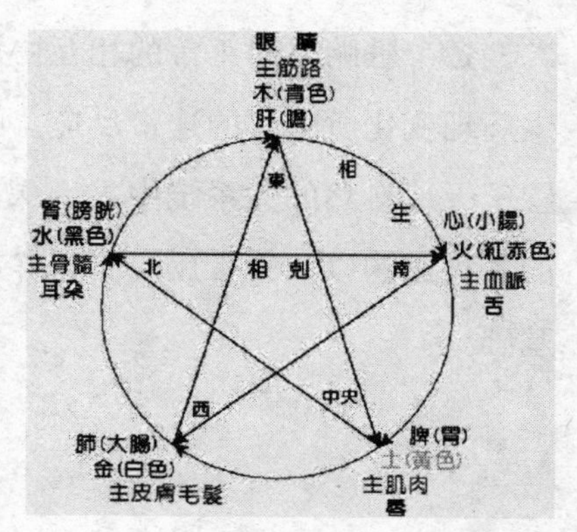

藏象五行

⊙古今评说

中医学认为，人体是以五脏为中心的一个整体。由于五脏分别和六腑以及体表各个器官、组织属于表里、从属关系，于是形成了机体内的五个系统。又由于五脏之间又有生克制化关系，因而五个系统之间在功能上得以相互配合，相互制约，构成统一的整体。

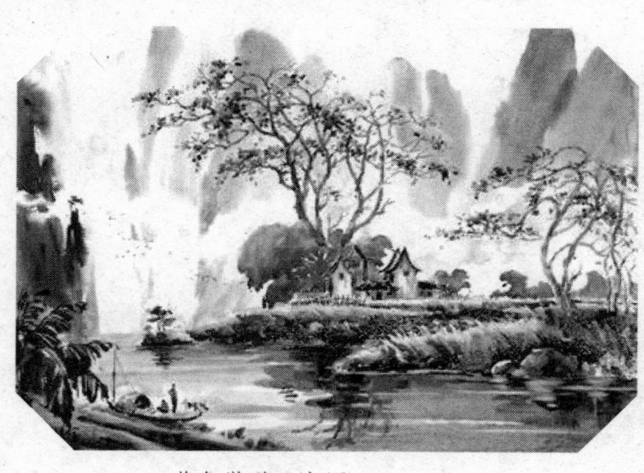
藏象学说示意图

中医的藏象学说最突出的特点，是从生理功能的联系上，以五脏为中心，把人这样一个复杂的系统，分做五个子系统，进而予以深入研究。第一，内部脏腑的生理功能和病理变化在体表组织所反映出来的现象。第二，各个脏腑之间正常的相互协调、相互制约的关系，以及一旦某脏腑发生病理变化所引起的连带反应。第三，同时又把人作为一个独立的系统，置于天地自然的大系统中去，深入研究了大自然的变化给予人体内部脏腑的各种影响以及连带反应。这样就为中医在临床上的辨证施治奠定了理论基础。

六淫七情的病因学说

⊙拾遗钩沉

祖国传统医学认为人体内部各脏腑组织之间，以及人体和外界环境之间，永远处于相对平衡的矛盾对立状态之下，一旦这种相对平衡遭到破坏，人就要生病。然而，都有哪些因素会破坏这种相对平衡呢？

早在汉朝，著名医学家张仲景提出了“千般疢难，不越三条”的观点。到了宋朝，陈无择根据张仲景的观点，提出了著名的“三因论”，把致病因素分为“外感六淫”、“内伤七情”以及饮食不节、劳倦、外伤等，形成了中医的病因学说。

“六淫”，是指风、寒、暑、湿、燥、火六种自然气候（名叫“六气”）的反常变化。在通常情况下，随着季节的变迁，出现上述六种气候特点，本是正常的现象。但是如果气候反常，暴寒暴暖，当寒反暖，当热反凉，都容易使人受病。六淫致病，自外而入，称为外因。

“七情”，是指喜、怒、忧、思、悲、恐、惊七种不同的情志变化。如果人在精神上受到过度刺激，喜怒忧思过于强烈，会有害于人的五脏。中医常讲的“喜伤心”、“怒伤肝”、“思伤脾”、“忧伤肺”、“恐伤肾”就是这种意思。《红楼梦》

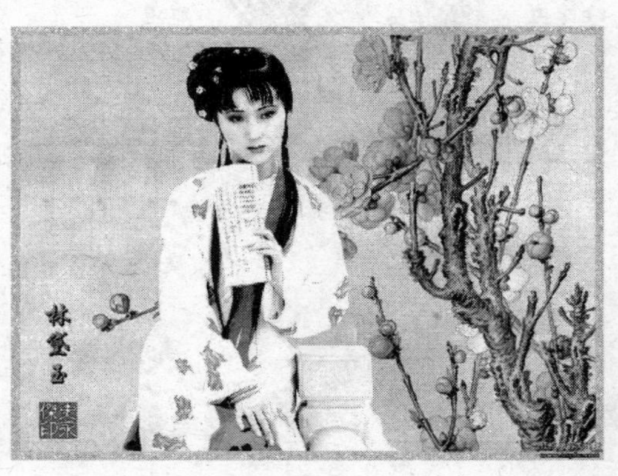

林黛玉忧郁成疾

中的林黛玉，本来体质就弱，再加上父母双亡，寄人篱下，时常嗟叹自己命运不好，忧愁自己和宝玉的婚事无人作主，所以身患肺病，吐血而死。王熙凤贪婪过度，经常耍弄权术，用心太过，喜怒无节，既伤肝又伤脾，所以身患下血淋漓之证，的确是“机关算尽太聪明，反误了卿卿性命”。

在中医的病因学中，有两个观点非常可贵：

第一，“邪气伤人，非常则变”。这里的“邪气”是泛指致病因素，意思是气候变化、饮食劳逸、精神活动，如果超越了正常限度，就会引起疾病。

第二，“正气存内，邪不可干”。这里的“正气”是泛指人体抵抗病邪的能力。意思是正气旺盛，邪气就不易侵犯人体。

另外，晋朝葛洪关于恙虫病的记载也是很了不起的。恙虫病是一种急性传染病，是由于感染了一种叫做立克次体的病原体引起的。不过这种病原体需要一种媒介的帮助，才能够进入人体，这种媒介就是恙虫的幼虫——恙螨。葛洪称恙螨叫做“沙虱”，他在《抱朴子》一书中描述说：“沙虱大小如毛发的尖端，刚爬到人的皮肤上就钻进皮肤里……可以用针把它挑出来，它的颜色像丹砂那样红。”这种虫可以钻进人的骨头里，发病严重的可以致死。经现代研究证明，葛洪对于恙螨（沙虱）的观察和它进入人体后引起的症状的描述是正确的。在他以后，直到公元1810年日本人桥木伯寿才重新发现恙虫病因，但是要比葛洪晚了1000多年。

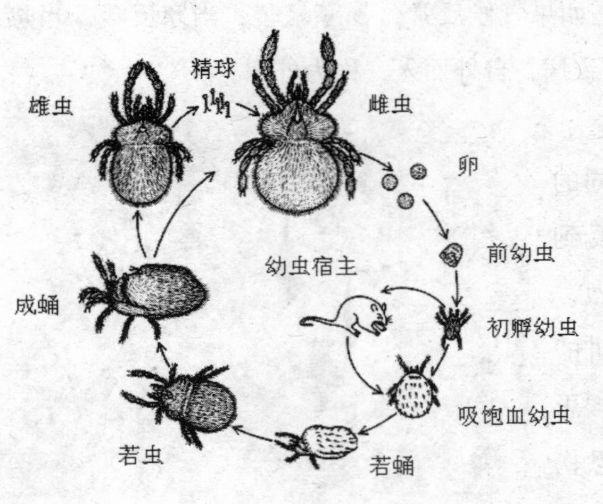

恙螨

到了隋朝，我国对于许多微生物、寄生虫引起的传染病有了更多的认识。巢元方的《诸病源候论》中不仅对“沙虱病”做了更加详细的记载，而且对血吸虫病、疥疮、炭疽病、绦虫病也都有所描述。

至于各种病菌、病毒所造成的大规模的传染病，在我国史书或医籍上也有丰富的记载。但是古人把致病因素称为“戾气”、“疫气”、“疠气”，或者“疫疠之气”。

⊙史实链接

中医对于病因学的研究有很大成就。只是由于当时技术条件的限制，不可能像今天研究得这样深入罢了。

据《三国志》记载，有一位郡守（官名）找华佗看病，当华佗来到他家后，并没有仔细为他诊病，却要了许多财物，爱答不理地没呆多久就走了，临行还留下一封信。当郡守打开这封信看后，愤怒已极，原来信中全是咒骂他的话，郡守怒发冲冠，命人前去“追捉华佗”。此举被他的儿子知道了，连忙加以阻拦，郡守愈加愤怒，随之，“吐黑血数升而愈”。

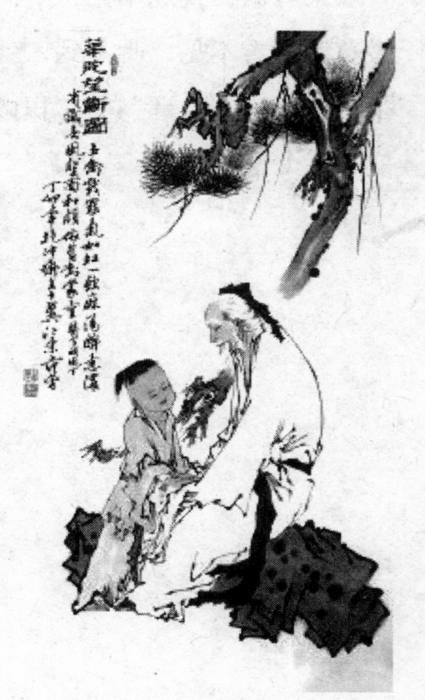

华佗望断图

按祖国传统医学的独特理论分析，华佗采用这种治病方法确有道理。中医“五行”学说认为，人体器官的某些功能互相资生和制约，以维持人体的正常生理活动。其中某一方面发生亢奋或低弱，必然打破平衡，发生疾病。华佗给郡守看病，发现他是由于思虑过度，脾受其害而得病。脾属土，受肝的制约，肝属木，肝志为怒，华佗企图用大怒去制约郡守思虑过度的病症，以木克土，因此给郡守写了那封信，以激怒郡守。郡守真的大怒，那么，也就达到了“以木克土”的目的，所以郡守的病被治好了。

⊙古今评说

尽管我国古代医家无法逾越时代的局限，对病因学的研究不可能精细到只有在高倍显微镜下才能见到的病菌、病毒、螺旋体、立克次体等的水平，但是他们在精细观察和深入思考的基础上，还是难能可贵地推测到了“从来者微，视之不见，听而不闻”的致病因素的存在。这种致病因素细微莫测，看不见、听不到，就好像是鬼神在作怪一样。古人在当时的条件下，能提出“故邪”、“积微”的见解，明确表示了反对鬼神迷信思想，实在是太难能可贵了。

见微知著的中医四诊

⊙拾遗钩沉

“四诊法”，即望、闻、问、切诊法，是中医诊察和收集疾病有关资料的基本方法，它是中医诊断疾病的传统方法。这四种诊法至今依然普遍使用，是中医辨证施治的重要依据。

所谓“望诊”，就是观察患者的神、色、形、态的变化。“神”是精神、神气状态；“色”是五脏气血的外在荣枯色泽的表现；“形”是形体丰实虚弱的征象；“态”是动态的灵活呆滞的表现。这就是对患者的目、口、鼻、齿、舌和苔、四肢、皮肤进行观察，以了解患者的“神”。扁鹊很重视也很善于望诊，把它列为四诊之首。

所谓“闻诊”，是指听患者说话、呼吸、咳嗽、呕吐、呃逆、嗳气等的声音，还要以鼻闻患者的体味、口臭、痰涕、大小便发出的气味。

所谓“问诊”，就是问患者起病和转变的情形、患者的体质、生活习惯、现在的症状及过去的病史、家族史等，具体讲包括问寒热、汗、大小便、饮食、胸腹、耳、口等各种状况。

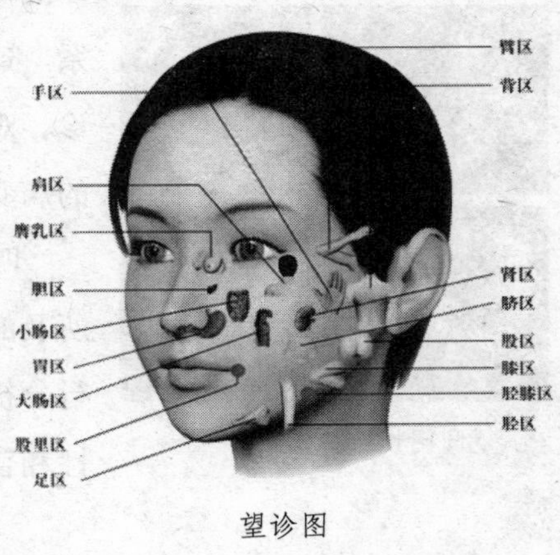

望诊图

所谓“切诊”，就是脉诊和触诊。脉诊就是切脉，掌握脉象。触诊，就是以手触按患者的体表病变部分，借以体察脉象变化，辨别脏腑功能盛衰、气血津精虚滞的一种方法。通过切诊，察看患者的体温、硬软、拒按或喜按等，以助诊断。

四诊法有其深刻的科学基础。祖国古代医学经典《黄帝内经》上说："人与天地相参也，与日月相应也。"这就是说，人与外界环境是统一的，外界环境对人体功能的活动有影响。外界环境包括自然环境和社会环境。人是自然界进化的产物，一定的自然环境又是人类赖以生存的必要条件，人与自然环境有着物质的同一性。自然环境对人体动能的影响涉及许多方面，如季节气候的变化、区域环境的差异等。就连一天24小时的变化对人体功能的活动也产生一定的作用。《黄帝内经》指出："故阳气者，一日而主外，平旦人气生，日中而阳气隆，日西而阳气已虚，气门乃闭。"也就是说，人体内阳气的活动呈现出规律性的昼夜波动。这一变化趋势与现代生理学研究所揭示的人体温度日波动曲线也是十分吻合的。现代时间生物学研究表明，几乎人体所有的功能活动都有着似昼夜的节律性变化，古代中医学的认识是很正确的。至于剧烈的社会环境对人身心功能的影响就更大。所以，祖国古代医学家很重视问诊，通过问诊，了解患者生病的外界环境，有助于寻找到病症的根源和病变的本质，从而确诊。祖国传统医学还认为，人是一个有机的整体，各种脏腑器官、组织在生理和病理上是相互联系、相互影响的，"有诸内，必形诸外"，也就是说，机体的外部表象与内部情况存在着确定的相应关系。这就决定了医生可以通过望诊、闻诊、切诊，观察患者外在的病理表现，揣测内在脏腑的病变情况，从而确诊。

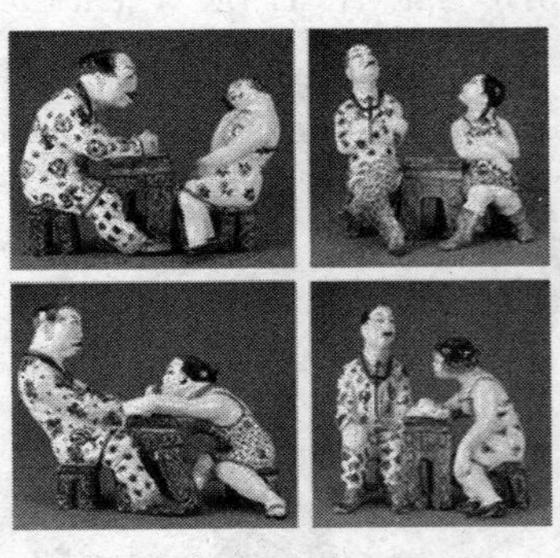

望闻问切四诊图

四诊具有直观性和朴素性的特点，在感官所及的范围内，直接地获取信息，医生即刻进行分析综合，及时作出判断。物质世界的统一性和普遍联系，就是四诊原理的理论基础。

⊙史实链接

“诊籍”是古人对病历的最早称呼。据《史记·扁鹊仓公列传》记载：中国最早发明和使用病历的是西汉时期的著名医学家淳于意。

淳于意（约前205—？），临淄人，西汉初期著名医学家，因曾任齐太仓长，故人们尊称他为“仓公”或“太仓公”。淳于意自幼热爱医学，曾拜公孙光、公乘阳庆为师，学黄帝、扁鹊的脉书、药论等书，精于望、闻、问、切四诊，尤以望诊和切脉著称。

淳于意诊断疾病，注意详细记录病案，他将典型病例进行整理，写出了中国医学史上第一部医案——《诊籍》。针灸技术，在《诊籍》中已见有效地应用。淳于意不但是一个著名的医学家，而且是一位热心传播医学的教育家。他广收弟子，精心传授。据《史记·扁鹊仓公列传》记载，就有宋邑（临淄人）、冯信（临淄人）、唐安（临淄人）、高期、王禹、杜信等6人。医圣张仲景在《伤寒杂病论》序文中说：“上古有神农、黄帝、岐伯；中古有长桑、扁鹊；汉有公乘阳庆、仓公；下此以往，未之闻也。”

⊙古今评说

四诊是搜集临床资料的主要方法，而搜集临床资料则要求客观、准确、系统、全面、突出重点，这就必须“四诊并用”、“四诊并重”、“四诊合参”。《难经》所提出的神、圣、工、巧之论，并非将四诊的意义分成等级，而是强调其各自的重要性以及掌握这些技巧的难易程度。早在《黄帝内经》中就明确提出了切勿强调切诊的观点，《素问·征四失论》说：“诊病不问其始，忧患饮食之失世，

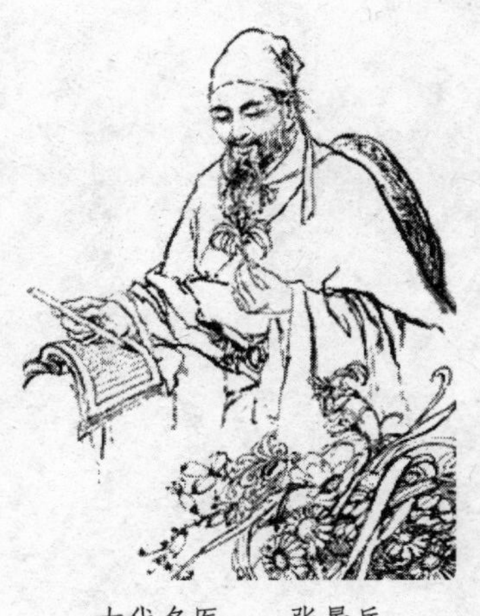

古代名医——张景岳

起居之过度，或伤于毒，不先言此，卒持寸口，何病能中。”张仲景在《伤寒论》中批语那种不能全面运用诊法的医生是“所谓窥管而已”。张景岳在《景岳全书》中指出，惟以切脉为能事的医生，不能说是通医道的人。只有将四诊有机地结合起来，彼此参伍，才能全面、系统、真实地了解病情，作出正确的判断。

指尖上的诊断

⊙拾遗钩沉

脉诊是中医中最具特色的诊断方法之一，脉诊历史悠久，内容丰富，体现和应用了中医“整体观念，辨证论治”的基本思想，同时也是中医理论体系中不可缺少的重要组成部分。

《素问·脉要精微论》中说：“大脉者，血之府也。”由此可见，脉是气血运行的通道，脉内血液要充盈，气血需流动通畅。心主血脉的功能使血液在脉管中流通，在宗气和心气的推动作用下，心就产生了一张一缩的搏动，从而引起了血液和脉管的振动，形成脉搏。医者用手指对患者某部位的动脉进行切按，体验脉搏（脉动）的应指形象，以了解患者的健康或疾病，辨别病症的一种诊察方法称之为“脉诊”。

脉诊是我国古代医学家在长期临床医疗实践过程中的经验总结和积累，在我国历史悠久，我国历代医家均精于望、闻、问、切的方法，特别是脉诊。

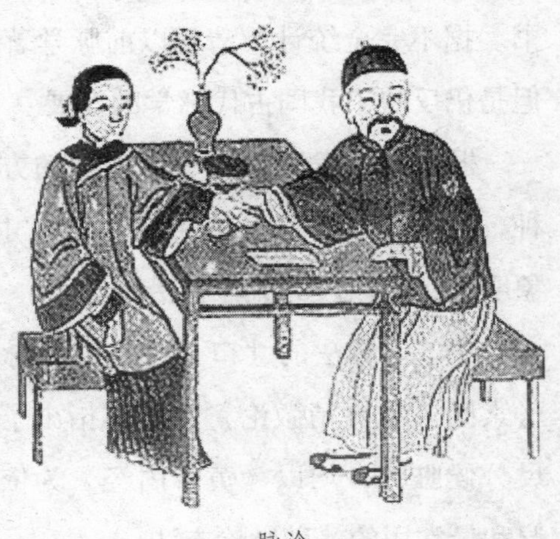
脉诊

司马迁说：“至今天下言脉者，由扁鹊也。”其实他这种说法并不确切。据历史记载，我国在很久以前就有关于脉诊的传说了，脉诊发展到春秋战国时期，已经达到一定的水平。在我国较早的书籍《黄帝内经》和《难经》中，就已经有了关于脉诊的详细论述。1973年湖南长沙马王堆三号汉墓出土了我国第一部脉学专著——《脉法》，同时还有《阴阳脉症候》等帛书，为脉诊判断疾病提供了宝贵材料。

到了汉朝，脉诊就更加普遍了。《史记》记载了很多医案，每一名医家诊病必先诊脉，无一例外。在东汉名医张仲景的《伤寒杂病论》中，也将脉诊广泛应用于临床，并且在这一时期脉诊有了进一步的发展和提高。晋朝名医王叔和在全面综合和总结前代有关脉学知识和经验的基础上，写成了我国现存最早的系统论述脉学的专著——《脉经》，王叔和把脉分为24种，并对每种脉象作了细致的说明，包括各种切脉方法和多种杂病的脉症，把脉诊和病症进一步结合起来，使脉学成为更加切合实际的一门学问。

此后，我国古代脉学著述不断增多，明朝著名医家李时珍所撰写的《濒湖脉学》是中医脉学专著中的一部名著。由27脉和四言举要两部分组成。用歌诀形式，依照体状诗、相类诗、主病诗的次序，具体表述27种病脉的形状、部位、频率、节律特征变化及其与病证的关系。指出了相似脉的鉴别方法。说理明白，分析透彻，集明朝以前脉学研究之大成。自问世以来，一直受到历代医家的重视与推崇，成为后世学习中医脉学的必读之书。据不完全统计，清朝以前脉学著述已超过100种了，虽然其中有重复，但是仍反映了我国古代脉学的发展。

根据脉学发展的历史，诊脉的方法有遍诊法、三部法和独取寸口法三种，其部位和方法各不相同。独取寸口法出自《难经》，其操作方便，脉象明显，所以广为流传，沿用至今。

寸口诊脉法的寸口又称气口或脉口，其位置在腕后桡动脉所在部位。《素问·脉要精微论》中具体指出了寸关尺具体分候的脏腑，后世对寸关尺分候脏腑，均以《黄帝内经》为依据而略有变更。此诊脉法为后世最普遍和最常用的一种脉诊方法。

⊙史实链接

《脉经》为西晋王叔和编撰。这是中国医学史上现存第一部系统论述脉学的专著，是公元3世纪以前中国有关脉学知识的一次总结。

《脉经》全书共10卷，98篇。该书集汉朝以前脉学之大成，选取《内经》、《难经》以及张仲景、华佗等有关论述将脉学分门别类，在阐明脉理的基础上又联系临床实际。卷一论三部九候，寸口脉及24脉；卷二、三则以脉合脏腑，举其阴阳之虚实、形证之异同，作为治疗依据；卷四决四时、百病死生之分，并论脉法；卷五述仲景、扁鹊脉法：卷六列述诸经病症；卷七、八、九讨论脉证治疗，包括伤寒、热病、杂病及妇儿病症；卷十论奇经八脉及右侧上下肢诸脉。原有手检图31部，今已亡佚，该书经宋朝林亿等校正后，卷数未变，而篇次和内容均有所更动，此书刻本颇多,1949年后有多种影印本和排印本刊行。

虽然《脉经》是一部综合前代脉学成就的著作。但由于它篇幅简练、集中，便于学习，在中国医学发展史上，有着十分重要的位置，在国内外影响极大。如唐朝太医署就把它作为必修课程，日本古代医学教育也把它当做必修课。

⊙古今评说

脉诊是中医诊断病证和推断预后的一项很有特色的手段，古人曾对中医的四诊作了生动而深刻的概括：“望而知之谓之神，闻而知之谓之圣，问而知之谓之工，切而知之谓之巧。”意思就是说，通过望、闻、问、切“四诊”，能正确判知患者病证的医生，其学识是渊博的，技巧是精湛娴熟的，达到了料事如神的境地。由此也可看出，脉诊必须与望、闻、问三诊结合起来，综合分析，才能作出正确的诊断。有些人认为，看中医就是切脉，病家什么也不说，医生能诊所得之病，就是高明的医生。其实真正的名医，从一进诊室就开始观察患者，对疾病就有了一个初步的认识，然后结合问、闻、切，所以只强调切脉，就太局限了，不是中医的整体观念。

舌诊的秘密

⊙拾遗钩沉

舌诊是中医独具特色的诊断方法之一，中医临床检查必检查舌。舌诊主要是通过观察患者舌质和舌苔的变化，以诊察疾病的方法。几千年来，舌诊已成为祖国传统医学的特色之一。

早在我国殷朝的甲骨文中，已有“贞疾舌”的记载，其中就含有诊断病舌的意思。秦汉时期成书的《黄帝内经》中已有较多关于舌诊的记载。如关于舌苔之色，认为舌苔黄是属于体内有热。还有舌卷，为舌卷缩口内，不能外伸，认为是由于高热神昏。《难经》中也有一些舌诊记载。到了汉唐时代，张仲景创造了“舌苔”一词，并确立舌诊作为辨证论治的依据。以后《诸病源候论》《中藏经》《千金方》《外台秘要》等书也提到一些舌诊的内容。到宋、金、元时期，《活人书》以有无口燥舌干来辨阴阳虚实，《小儿药证直诀》首创“舒舌”、“弄舌”的名称。但以上一些文献中所记载舌诊的内容都比较分散，而我国最早的一本专门谈论舌诊的著作则要算元朝的《敖氏伤寒金镜录》，这也是世界上最早的舌诊专书。明清两代研究舌诊者日增，使舌诊进入了一个新阶段。

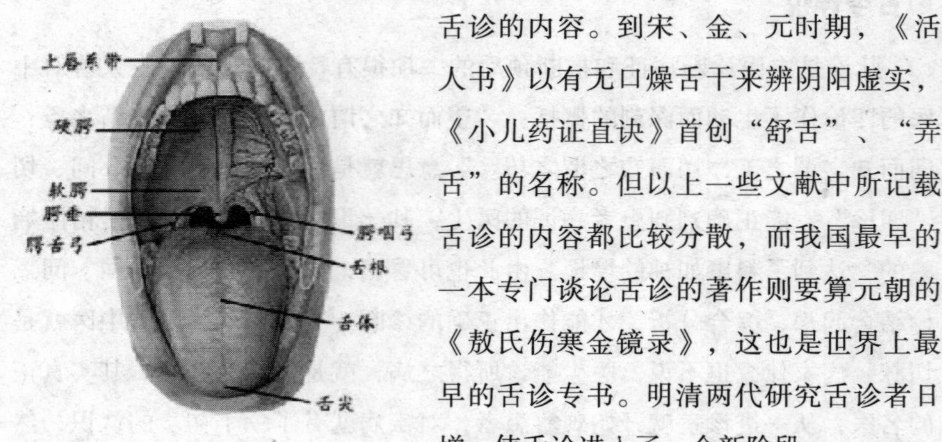

舌诊

舌是口腔中重要的器官，是一个肌性

器官，能灵敏地反映机体的各种变化。舌的表面有特殊的黏膜，尤其是舌背黏膜，它是舌苔的主要组成部分。

根据中医理论，舌与脏腑功能相关。舌为心之窍，心主血脉而藏神，所以舌体的变化，能反映“心主血脉”和“心藏神”的功能。舌苔是胃气蒸化谷气上承于舌面而生成，与脾胃运化功能相适应，所以舌象的变化，可以反映全身营养和代谢的功能、气血的生化状况。肾藏精，在液为唾；脾在液为涎，都是津液组成部分，关系着舌体的润燥，也能反映脾肾的功能。

舌诊时，要保证室内的自然光线柔和充足，患者的姿势要正确，一般为坐位，重病者亦可卧位，舌诊的顺序一般是：舌尖—舌中—舌根—舌两边。特别需要注意的是某些食物或药物会影响舌苔的颜色，造成假象，望舌时要注意鉴别。

为了观察舌的润燥、苔的松腐坚敛和有根无根，了解舌苔燥裂程度，常要刮舌与揩舌。一般是用消毒刮舌板以中度力量，由舌根向舌尖慢刮舌面，或用消毒纱布，蘸少量生理盐水力度轻重适中揩抹舌面，这样来观察舌质的本色，以及刮、揩后舌苔的复生情况，得出正确的结论。

疾病的轻重均能从舌象的变化反映出来，舌质淡红，舌苔白、薄、润均为病情较轻；舌质红绛、青紫，舌苔黄厚、灰黑，或光滑无苔，均为病情较严重；淡白舌多见于慢性疾病，如贫血，蛋白质缺乏或肾上腺皮质功能不全等疾病；红绛舌多见于发热、脱水、体液平衡失调等疾病；肝硬化患者若原为淡红舌、薄白苔或薄黄苔，转为红绛光剥，则表示肝功能恶化；急性阑尾炎多见腻苔，在治疗过程中厚腻苔转为薄白苔，

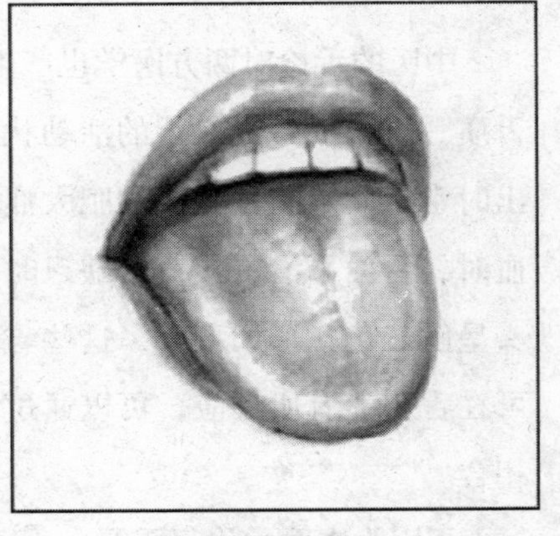

看舌苔诊病

多是病情好转，但如疼痛减轻而腻苔不退，则表示病情未减，甚至可能恶化。

⊙史实链接

在13世纪（元代），有一个姓敖的人，他对舌诊进行了详细的研究，认真总结了当时察舌辨证的临床经验，写成《敖氏伤寒金镜录》一书。这本书的主要内容是讨论伤寒的舌诊。他在这本书中将各种舌象排列起来，绘成12幅图谱，并通过舌诊来论述症状。

《敖氏伤寒金镜录》书成以后，限于当时条件，未能广为流行，现在已看不到最初的版本了。好在当时有个叫杜清碧的人，发现了这本书以后，自己动手绘了24幅舌象图，与原书12幅合为36幅，于公元1341年印刷出版。

该书以伤寒为主，又写了一些内科以及其他疾病。主要根据舌色，分辨寒热虚实、内伤外感，记录了各舌色所主病证的治疗与方药。全书分36种舌色，每种舌色都附有图谱。这对于临床诊断时应用，确有一定指导意义。

⊙古今评说

中医的舌诊对两方医学也产生了较大的影响，西医诊断学也逐渐地重视舌质、舌苔的变化及舌的活动状态。比如，甲状腺功能亢进患者，舌头伸出时常会发生震颤；肢端肥大症和黏液性水肿患者舌体肥大；低色素性贫血时，舌面平滑；核黄素缺乏时，舌上皮可有不规则隆起；猩红热患者舌头呈鲜红色，形如草莓。这些与中医诊断学认为人体重要脏器的疾病，均可在舌头上有所反应，可以通过舌诊了解患者的病情、变化和转归的道理相合。

正因为中医舌诊很重要，所以不少国家正在深入研究，他们通过舌荧光检查、舌印检查、舌的病理切片检查、舌的活体显微镜观察、刮舌涂片检查，以及各种生理、生化、血液流变学测定等，探索舌诊的奥秘，让古老的中医舌诊对世界医学作出更大的贡献。

百草的温热寒凉药性

⊙拾遗钩沉

相传神农曾跋山涉水，尝遍百草，发现草木有酸、甜、苦、辣等各种味道，而且不同味道的草木可以治疗不同的疾病。人们在这种“尝”百草以求可食之物的过程中，逐步认识了药性。中医理论是建立在中国特有的自然哲学观基础上的，表现为天人相应的世界观，阴阳五行的辨证方法，取类比相的认识论等诸多方面。而中药药性理论也与中医理论一脉相承，药性即药物的性能，主要指药物在治疗、预防疾病中的特性和效能。

经过历代医家的努力，药性理论逐渐成熟，药性主要分为阳气、五味、升降浮沉、归经和有毒无毒等。

所谓四气，就是寒热温凉四种不同的药性，也称为四性，是由药物作用于人体所产生的不同反应和所获得的不同疗效而总结出来的，是与所治疾病的性质相对而言的。药物四气应用的原则，是寒凉药用以治阳热证，如发热、口渴、小便黄、大便干等热症。温热药用以治阴寒证，如怕冷、喜暖、冷痛、四肢不温等寒症。但在实际应用中仍有灵活变通之处。

所谓五味，是指药物有酸、苦、甘、辛、咸五种不同的味道。虽源于口尝，但不仅是药物味道的反映，更重要的是对药物作用的高度概括。五味又具有不同的阴阳和五行属性，其中辛、甘属阳，酸、苦、咸属阴，酸味属木，苦味属火，甘味属土，辛味属金，咸味属水。五味的作用分别是：辛，能散、能行，具有发散、行气、行血的作用，如治疗外感病，发散解表的麻黄、苏叶，行气的木香、橘皮，行血的红花、川芎等。甘，能补、能缓、能和，具有补益、和中、调和药性和缓急止痛的作用，如人参味甘，大补元气，饴糖和中、缓急止痛，甘草调和诸药、解毒等。酸，能收、能涩，具有收敛、固涩的作用。一般用于虚证的肺虚久咳、多汗、久泻、遗精早泄等。如五味子敛肺止咳、五倍子涩肠止泻、山茱萸涩精止遗等。苦，能泄、能燥、能坚，具有清泄火热、泄降气逆、通泄大便、燥湿、坚阴等作用。一般用于火热证、湿热证等。如栀子清热泻火，杏仁、葶苈子降气平喘，黄芩、黄连清热燥湿等。咸，能下、能软，具有泻下通便、软坚散结的作用。一般用于瘿瘤、痰核、大便燥结等。如海藻、牡蛎消散瘿瘤，芒硝泻热通便等。一般而言，气味相同的药物，大多作用相近，也可因气味之偏而作用有主次之别；气味不同的药物，作用不同；对于一药兼有数味，则常有多种治疗作用。

所谓升降浮沉，是指药物对人体作用的不同趋向性。按阴阳属性区分，则升浮属阳，沉降属阴。升降、浮沉也如同阴阳一样，也是相对的。升，即上升提举，趋向于上，如体虚脱肛，就可以用黄芪来升提；治疗肺部疾患，可利用桔梗引药上行达于肺。降，即下达降逆，趋向于下，如大黄泻下通便。浮，即向外发散，趋向于外：如麻黄发散风寒治疗感冒。沉，即向内收敛，趋向于内。由此可见，运用药物的升降浮沉特性治疗疾病，主要是通过纠正体内的升降浮沉失衡而达到的。

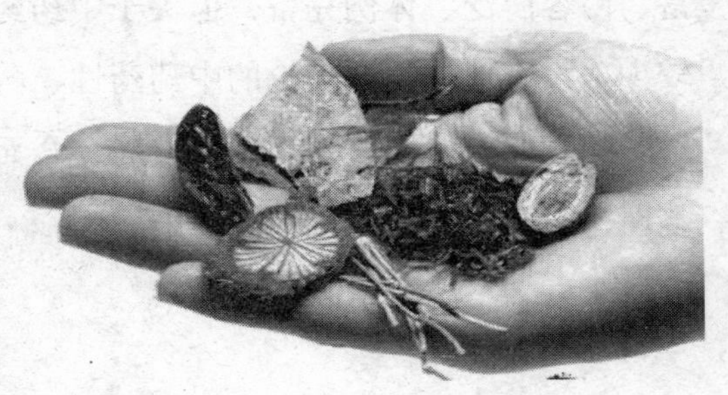

中药的四气五味

所谓归经，是指某药对某些脏腑经络有特殊的亲和作用，因而对这些部位的病变起着主要或特殊的治疗作用，而对其他经络的作用较小，甚至没有作用。

药物毒性的含义较广，在古代，既认为毒药是药物的总称，毒性是药物的偏性，又认为毒性是药物毒副作用大小的标志。而后世本草典籍对药物性味标明“有毒”、“大毒”、“小毒”等，则大都指药物的毒副作用的大小。在现代，随着人们对毒性的认识逐步加深。所谓毒性一般系指药物对身体所产生的不良影响及损害性。有毒的药物可以通过炮制、先煎等办法减弱其毒性，对待毒性较强的药物，则必须控制其剂量以及使用方法。

⊙史实链接

中药学经过以《神农本草经》为代表的草创期，《神农本草经》曰：“药有酸咸甘苦辛五味，又有寒热温凉四气。”这是有关药性基本理论之一的四气五味的最早概括。到魏晋六朝得到充实发展。在唐朝形成了一个较为完善的体系——《新修本草》。到了宋朝，《证类本草》更是资料丰富、内容广泛、体例完备，但关于中药药性、药理方面的论述却还是相对较少，没有形成完整理论的中药药性、药理体系，只停留在经验用药的水平。随着北宋后期医学理论的发展，金元时期的医家便对经验用药进行了整理，才转化为理论指导下的用药。

⊙古今评说

药物之所以能够针对病情，发挥扶正祛邪，消除病因，恢复脏腑的正常生理功能的作用，是由于各种药物本身具有的药性所决定的，药性也指导中药的组方配伍，只有运用好药性才能达到事半功倍的效果。总之，看似简单的百草药性，在实际运用上，有如围棋一般，虽仅有黑白二子，却千变万化、奥妙无穷。正所谓有百种变化，方能治百种疾病。

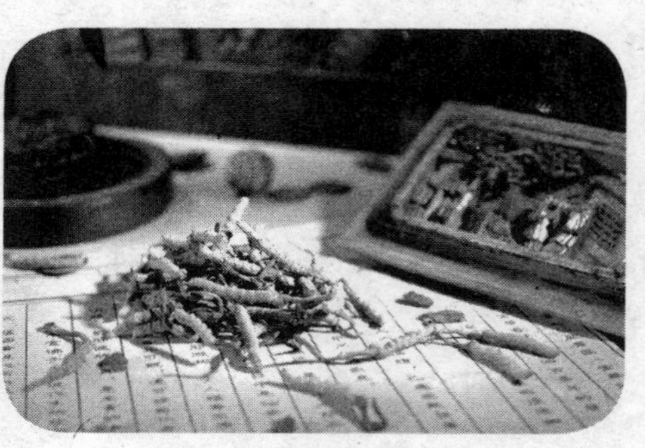

治百病的中草药

四、中医诊疗方法

包罗万象的中药

⊙拾遗钩沉

祖国传统中医药学是民族的瑰宝。医是手段，药是靶子，诊病就是正确运用药物的过程。自然界中万物生机勃勃，中药的种类也包罗万象，动物、植物、矿物以及其他制成品皆源于自然。

动物药在中药中也占据了重要的地位。早在3000多年前，蜜蜂就被勤劳的中国人用做了药。早在《诗经》一书中，就有了鸟、兽、虫、鱼的记载，书中记载的动物约160种，有许多既可食用又可作药用，并且从这些动物名称的文字中有“虫”、“鱼”等偏旁，可见古代就有了对动物分类的意识。除此之外，春秋战国时期的《山海经》一书也记载了动物药67种。

再从中国古代的医药书籍看，秦汉时期的《神农本草经》记载了65种动物药，其中，鹿茸、麝香、牛黄等药物仍为现今医药学所应用。我国第一部官修本草著作——《新修本草》共收载了128种动物药；明朝李时珍所著的《本草纲目》共收载了461种动物药；清朝赵学敏所著的《本草纲目拾遗》收载了128种动物药；近代的《中药大辞典》收载了740种动物药，当然，本草书是以药味记载为主，不是计算动物种类。据统计，我国现已有900余种可供入药的动物。

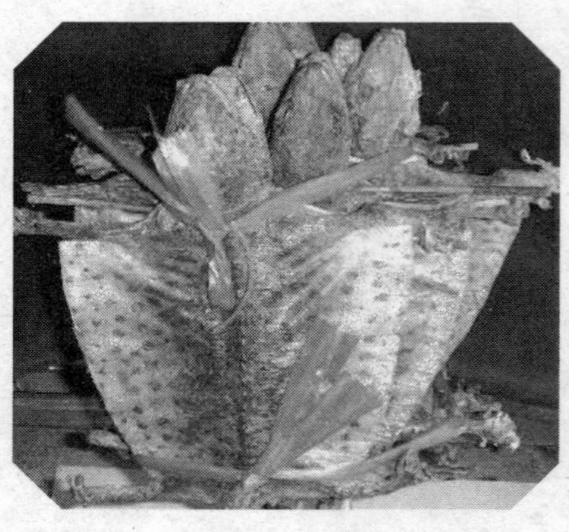

动物类中药材

植物既有观赏价值，又有十分珍贵的

药用价值，是丰富的中药库。根据现代植物分类学常用的分类方法是将每种药物按其原植物的自然分类系统分别归入门、纲、目、科、属、种，以种作为分类的基本单位。

目前，我国应用的中药材中，植物类药材占90%，其中根及根茎类药材为200~250种；果实种子类药材为180~230种：花类药材为60~70种：皮类药材为30~40种；全草类药材160~180种；叶类药材为50~60种；藤木类药材为40~50种；菌藻类药材为20种左右；植物类药材加工品为20~25种。

矿物药分为钠化合物类、钾化合物类、铵化合物类、镁化合物类、钙化合物类、铝化合物类、硅化合物类、锰化合物类、铁化合物类、铜化合物类、锌化合物类、砷化合物类等12类。

金石美玉虽为死物，但同样扮演着重要的角色。金可镇精神、坚骨髓，银可安五脏、定心神，铜可治腋臭，铁可治脱肛等。玛瑙主治眼球上生白膜，石英主治胸腹邪气，雄黄主治恶疮，疽痔死肌。

水是万物化生的源泉，表现在天上就成为雨、露、霜、雪，表现在地下就成为海、河、泉、井。水的流动和静止，寒凉和温热，是不同的水气所形成的差别；水的甘、咸、苦，是水产生的不同滋味。所以，古人通过分辨九川水土的不同来区别九州各地人性的善恶和寿命的长短。水液散失则营血枯竭，水谷不入则卫气消亡。既然这样，对于水的性味差异，尤其是防病治病的医生们，要谨慎地用心研究。秋露之水，禀承夜晚的肃杀之气，宜用来煎调肺的药，调和治疥、癣、虫癞的各种散剂。甘泉之水，则可治疗心腹痛及邪秽之类所致的疾病，又能治烦热消渴、反胃、呕吐等症。

另外，有些结石也是很名贵的药材。牛黄是用于临床多见的动物结石的一种，是黄牛和水牛的胆囊、胆管或肝管中的结石，有化痰、利胆、镇惊的功能，用于热病神昏谵语、癫痫发狂、小儿惊风抽搐等证，现代用于治疗乙脑等病。马宝是马科动物的胃肠道结石，有清热解毒、定惊化痰的作用。狗宝是犬科动物狗的胃中结石，其能降逆气，开郁结，解毒。猴枣系猴科动物猕猴等内脏的结石，有消痰镇惊、消热毒的作用，古代称为治热痰之圣药。

⊙史实链接

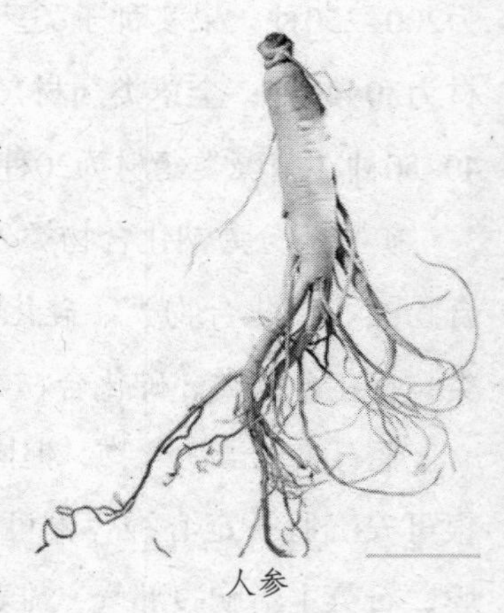
人参

人参可谓是家喻户晓、妇孺皆知的补药，在中药中最为著名，疗效也为众人所知，而它的来历却不平凡。据传，有一年冬天，身强体壮的两兄弟到山里去打猎。谁知，铺天盖地的大雪下了几天几夜，他们迷路被隔在大山里了。后来，干粮吃光了，野兽又打不到，他们只好扒开雪地挖草根充饥。一次，他们碰到了一种藤结，就顺藤挖出根来，根粗细像胳膊一样，酷似一个小娃娃，一尝甜丝丝的味美可口。吃了这东西，浑身有了力量，甚至于不怕冷了，这就是形似“人身”，而被后人按谐音命名的“人参”。人参性温，味甘但微苦，有大补元气、补脾益肺、生津止渴、安神益智等作用。人参为诊疗元气虚脱、虚劳内伤的第一要药，人参亦为补脾要药，对肺虚喘咳之疾，人参亦不失为要药。

⊙古今评说

我国历史悠久，地形复杂，幅员辽阔，气候多样，这为动、植、矿药物的孕育创造了优越的条件。据统计，新中国成立之后全国中草药有13268种，其中动物药403科，1634种；植物药369科，11471种；矿物药163种，其余为民间及民族药物。现代科技高速发展，也加快了中药分类的步伐，中药分类已进入了一个崭新的发展时期。

源流久远的针刺疗法

⊙拾遗钩沉

针刺疗法是经过我国人民在长期的临床实践中发展起来的。在人体组织里找到了许多不同的穴位，这些穴位就是一些“通经脉，匀气血，处百病，调虚实”的刺激点，也就是一些用于治疗疾病和增强体质的刺激点。

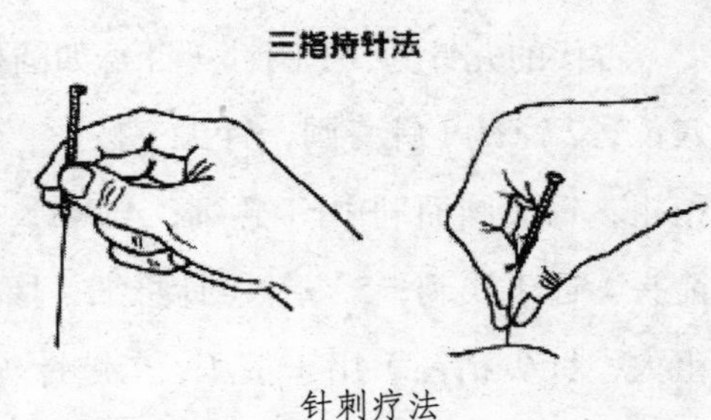

针刺疗法

采用针的办法来刺激这些穴位，达到治疗疾病、增强体质的目的。

针刺疗法就是用纤细的金属针，运用一定的手法，刺激穴位后，人体局部发生酸、麻、胀等方面的感觉，它可以起到良好的治疗作用。针刺疗法能治200多种疾病，其中有60多种疾病的疗效比较显著。

在传统的针刺疗法中，只要根据不同的病情，将一些不同大小的针，扎在不同的穴位上，就可以达到治疗的目的。显然，这种方法既简便、节省，又安全、实用，而且收效快、疗效好、治疗范围广，深受患者的普遍欢迎。

然而，治什么样的病，用什么样的针，扎在什么穴位上，采用哪种手法，这些都是针刺疗法中经常要研究的问题。

针治的工具，也和其他工具一样，随着人类社会的不断发展，经历了一个不断改进、不断创新的过程。针刺的用具，起初并不是金属制成的，而是石质的，称为“箴石”、“砭石”。公元2世纪，许慎在《说文解字》里解释说：“砭，以石刺病也。”也就是说，用尖锐锋利的小石片，刺压或刺破人体的某部体表以达到治病的目的。由此可见，“砭石”是最原始的针刺治疗用具。其后，还有骨针与竹针等也被用作针刺的用具。此外，在我们的祖先发明了烧制陶器的技术之后，人们曾经采用过陶针治病，这是利用比较尖锐锋利的碎陶片，浅刺身体某些部位，以达到治病的目的。

此后，冶金术的发明，不仅为制造各种金属质料的针具如铜针、铁针、银针创造了物质基础，而且也为制造各种用途和各种形状的针具提供了条件。在《黄帝内经》中曾记载了古代“九针”的形状、长短与用途。

古代的九针为：1.圆针（针身如圆柱状，头部呈卵圆形）主要用于按摩穴位；2.锋针（针身圆，针尖三棱形，有锋刃）用于刺血；3.圆利针（针身稍粗，针尖圆而利)用于急刺；4.镵针（针的头部膨大而尖端锋利，形状像箭头）适于浅刺；5.毫针（针身细，像毫发）应用广泛；6.鍉针（针身较为粗大，针尖稍钝）用于按压；7.铍针（针身像剑，两面有刃）用于切开排脓；8.大针（针身较粗，针尖略圆）有时用于刺治关节疾患；9.长针（是九针之中针身最长者，约20厘米）用于针刺肌肉肥厚处。

九针的应用，不仅增加了针刺治疗的种类和方法，扩大了针刺治疗的适应证，而且还提高了针刺治疗的疗效。因此，九针的出现，成为古代针刺治疗在技术和理论上得到进一步发展的标志。现在常用的医针是在古代九针的基础上发展而来的，其中有毫针、圆利针、三棱针、梅花针、颗粒状皮内针、揿钉式皮内针等，又以毫针用得最多。根据不同患者不同病情的需要，毫针有长短、粗细之分，各自又有五种不同的规格，其中最长的为10厘米，最短的只有1.5厘米；最粗的为0.45毫米，最细的只有0.22毫米。

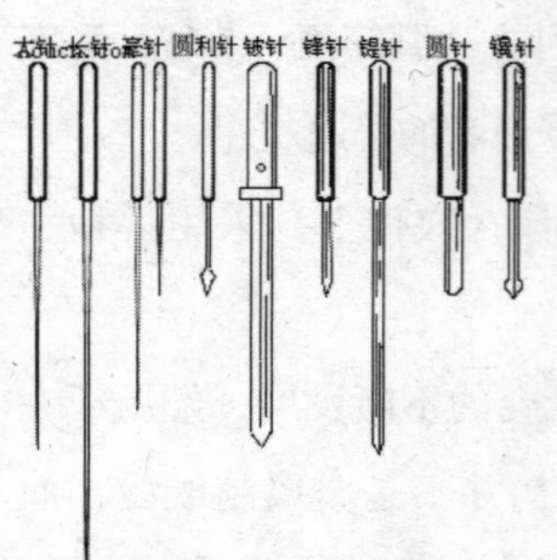

古代的九针

新中国成立后，针灸疗法获得飞跃的发展。广大医务科技人员应用现代科学方法，发展并创造了指针、耳针、鼻针、面针、梅花针、头皮针、火针、电针、水针以及腕踝针等多种多样的治疗方法。

⊙史实链接

针灸学当中古代针法是非常重要的部分，这些经典的针灸方法至今仍在临床广为应用。其中最为主要的包括《黄帝内经》《难经》《金针赋》法以及《针灸大成》等著作中介绍的针法。

《黄帝内经》中关于针法的论述颇多，主要包括九刺法、十二刺法、五刺法和三刺法等。《难经》中又在《黄帝内经》的基础上提出了荣卫补泻法、四时针刺法等针法，对后世刺法学术的发展有重要影响。自《黄帝内经》《难经》后，很多针灸名家对针法的论述较多，留下了许多宝贵的经验。

徐凤《金针赋》中就介绍了包括飞经走气法、祛病八法（烧山火和透天凉、阳中隐阴和阴中隐阳、子午捣臼和龙虎交战、进气法和留气法）等经典针法。

杨继洲《针灸大成》中也论述了下针八法、补泻法、龙虎升降法，以及子午补泻法、调营卫法、透刺法等针刺手法。

这些古代针法不仅在当时极为盛行，对后世的影响亦非常深远。

⊙古今评说

针刺是我国源流久远的一种独特的治疗方法，是祖国宝贵的医学遗产中的一个重要组成部分，至今已有两千多年的悠久历史。它不仅在我国的应用很广泛，而且早在唐朝就传入日本，明朝末年传入法国，至今已在世界上许多国家广为流传。目前，在亚洲、欧洲、拉丁美洲的120多个国家和地区，都有医生应用针灸为其人民治病。1987年，世界针灸联合会在北京成立，针灸作为世界通行医学的地位得以确立。近年来，这种传统的治疗方法，还在继续向前发展，不断地创新。

广泛流传的艾灸疗法

⊙拾遗钩沉

灸法作为中医治疗疾病的一种特色疗法，有着几千年的悠久历史，在中医学中占有极为重要的地位。

谈起灸法我们先要从火说起，原始人类对火的发现、有关取火的发明及对火的使用在人类卫生保健史上有着重要意义。火的使用，可以帮助人们御寒，使人类减少因风寒而引起的外感疾病和长期居住在黑暗潮湿处所导致的寒湿病；可以防御野兽的侵袭，加强自卫能力，减少与猛兽搏斗而致的外伤性疾病；可以使人类由食用生食转为进食熟食，减少肠道传染病、消化性疾病、寄生虫病及其他有关疾病的发生；可以提高食物的消化和吸收程度，促进人体的发育，提高人体素质，增进健康，延长寿命。而更重要的是为灸法治疗疾病提供了重要的条件。早在几千年前，原始人在烤火取暖、煮食或篝火驱赶野兽时，有时可能会被迸出的火星灼伤。当迸在患病的原始人身上时，这种局部的烧灼减轻了某些疾病的症状。多次反复出现这种情形，久而久之，就使人们受到启发。他们开始有意识地选用一些干枯的植物茎叶作燃料，对局部进行温热刺激。

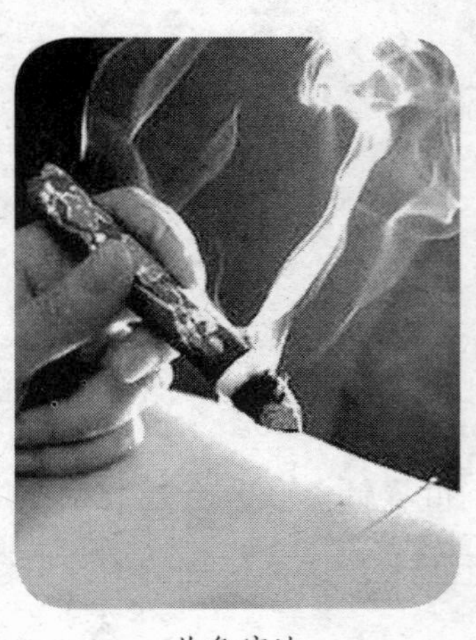

艾灸疗法

艾叶，别名艾蒿、灸草、狼尾蓄子，为菊科植物艾，或同属植物野艾的叶子，于春、夏季采摘，阴干或晒干，去掉绒毛，粉碎贮备。

艾叶含挥发油和芳香油，并富含蛋白质、矿物质、多种必需氨基酸、胡萝卜素、泛酸、胆碱，以及维生素B_1、B_2、维生素C等。味苦、辛，性温，无毒，有理气血、治菌痢、逐寒湿、安胎、止血等功用。艾叶具有易于燃烧，产热持久、气味芳香、不易脱落、资源丰富、便于加工贮藏等特点，因而后来成为了最主要的灸治原料。

艾灸按治疗方法分为直接灸、间接灸、艾条灸、温针灸及温灸器灸等。“直接灸”是将大小适宜的艾炷，直接放在皮肤上施灸。若施灸时需将皮肤烧伤化脓，愈后留有瘢痕者，称为瘢痕灸。若不使皮肤烧伤化脓，不留瘢痕者，称为无瘢痕灸。“间接灸”是用药物将艾炷与施灸腧穴部位的皮肤隔开，进行施灸的方法，包括隔姜灸、隔蒜灸、隔盐灸、隔附子饼灸等。“艾条灸”包括温和灸、雀啄灸等。“温针灸”是针刺与艾灸结合应用的一种方法，适用于既需要留针而又适宜用艾灸的病症。“温灸器灸”是用金属特制的一种圆筒灸具施灸，故又称温筒灸。其筒底有尖有平，筒内套有小筒，小筒四周有孔。施灸时，将艾绒或加掺药物，装入温灸器的小筒，点燃后，将温灸器盖扣好，即可置于腧穴或应灸部位，进行熨灸，直到所灸部位的皮肤红润为度。有调和气血、温中散寒的作用。

⊙史实链接

鲍姑，名潜光，我国医学史上第一位女灸学家。约生于永嘉三年(公元309年)一个官宦兼道士之家，其父亲鲍靓亦名静，晋朝道教徒，字太玄，原籍东海（今江苏省邳县），约生于公元260年。鲍靓，多次奉命征战，官升至黄门侍郎，南海郡太守。当时带着他的独生女潜光，也就是世称的鲍姑，赴广东南海上任。鲍姑从小就深受道教的影响，随父亲学道学医，通晓医术、炼丹、修身，对医学钻研甚深。曾有诗赞颂：“越井冈头云作邻，枣花帘子隔嶙峋，乃翁白石空餐尽，夫婿丹妙不疗贫，蹩辟莫酬古酒客，龙钟谁济宿瘤人。我来乞求三年艾，一灼应回万年春。”诗意大概就是鲍姑行医采药，其足迹遍及广州、南海、惠阳、博罗等地。医术精良，擅长灸法。她是采用越秀山脚下漫山遍野生长的红脚艾绒施灸来治疗疾病，并以专治赘瘤和赘疣而闻名天下。因此，后人称此红脚艾为“鲍姑艾”。

⊙古今评说

当今，艾灸疗法在国内外广泛流传，它具有简、便、效、廉的特点，深受广大患者的喜爱。艾灸疗法的适应范围十分广泛，可以广泛用于治疗内科、外科、妇科、儿科、五官科疾病。其次，艾灸具有奇特养生保健的作用。无病施灸，可以激发人体正气，增加人体抗病能力，以抵制病邪的侵袭。《扁鹊心书》云：“人于无病时常灸，虽未得长生，亦可保百余年寿矣。”中老年人多阳气衰退，应宜施艾灸起到补火助阳、振奋精神的作用。

神奇的中医正骨

⊙拾遗钩沉

在中国最古老的医学典籍《黄帝内经》中有记载，早在2000年前，中国的医师们就掌握着一种神奇的技术，不用透视、不用开刀，单凭双手触摸皮肤就能判断骨折的情况，同样也只使用双手，就能治愈骨折，这就是中医正骨。

早在先秦时代，正骨术就已经出现。在周朝，骨折就有了专用医学术语——折疡，在医疗分工上也有专人掌管骨科疾病的治疗。那时，治疗骨折的手段还相当直观：在骨折发生后，用双手硬生生地将骨折掰回原位，并使用竹板固定。在秦汉时期才形成了正骨的基本理论和技术，继而世代传承。《神农本草经》中也记述了不少治疗金创、骨折的药物。晋朝葛洪曾经广泛搜集民间的秘方、验方，撰写成《肘后备急方》，在此书中总结了一系列的骨折急救方法，指出："包扎的时候，可用竹片夹裹……千万不能让患处转动。"又提道："裹缚疮口，要用旧布，要扎得不松不紧，像系腰带那样最好。"这说明在我国晋朝，中医已经掌握了用小竹片夹缚治疗骨折的先进方法。

隋唐时我国诞生了现存最早的中医骨科学专著——《仙授理伤续断方》。这部书全面地总结了以往的治疗经验，针对骨折损伤的不同情况，提出整复手术的十大原则，首论整骨手法的14个步骤和方剂，次论伤损的治法及方剂。书

古代中医正骨

中记述了关节脱臼、跌打损伤、止血以及手术复位、牵引、扩创、填塞、缝合手术操作等内容。

到了宋金元时期，著名医家危亦林为中医正骨的发展作出了重大贡献，为骨伤科的发展又添上了辉煌的一笔。他在长期的临床实践中，将历代的著名方剂和经验良方进行总结编撰，用了十年的时间，编写了《世医得效方》一书。书中记载了很多关于正骨术的内容，如骨伤整复等。书中论述了四肢骨折和脱臼、脊柱骨折、跌打损伤、箭伤等及其治疗手法，并记有多种医疗器械，特别是对脊柱骨折最早提出采用悬吊复位法，这是伤科史上的创举。他还主张骨折复位前先麻醉，倡导“十不治症”等理论，开创骨科损伤预后诊断的先河。

明朝，在太医院中把“折伤科”改为“接骨科”，进一步从伤科中把正骨科分出来，反映了正骨科的发展。这一时期关于正骨科的著作明显增多，其中著名的有薛立斋的《正体类要》、陈实功的《外科正宗》等。到了清朝，我国正骨科的成就更加辉煌，成书于清乾隆七年的官修医书《医宗金鉴》，对清朝以前我国正骨学科做了最全面的总结，其中将正骨手法归纳为摸、接、端、提、推、拿、按、摩八法。

清末政局动荡，中原征战连绵，一直默默生存的正骨奇术再次繁盛起来，一时间，出现了天津苏氏、福建李氏、北京双桥老太太等正骨高手。其中，最著名的要算河南洛阳平乐的郭氏正骨。传说，千年古刹白马寺附近平乐村的郭祥泰得异人传授正骨术，成一代名医。郭祥泰得正骨医术，传说有三：其一是师从洛阳道士祝尧民；其二是受业于孟州同姓道人郭益元；其三是得传于路经平乐的武林高僧。郭祥泰之后，郭氏子孙不断努力，平乐郭氏正骨，逐渐成为一大学术流派。60

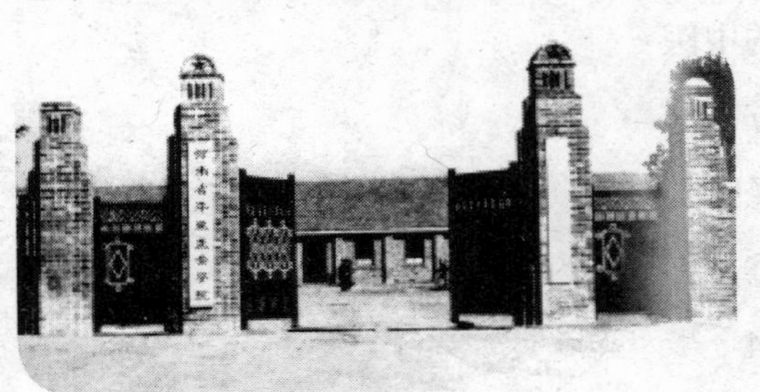

河南平乐正骨学院

多年前，“郭氏正骨术”第五代传人高云峰女士，将祖传秘方献给国家，并创立了中国第一所正骨大学——河南平乐正骨学院。今天，全国中医正骨界的骨干名医，70%都是“平乐出身”。

⊙史实链接

《仙授理伤续断秘方》记载有这样一段故事，从中可以了解到这本书的来历。

唐会昌间(841-846)，政府下令佛道僧尼还俗从事农桑生产，蔺道人正是在这种背景下，怀着悲观厌世的思想，离开长安，到了江西宜春县钟村，隐姓埋名，过着隐居的生活。他当时住在江西宜春钟村（今江西宜春县），与村民彭叟结为好友。有一天，彭叟的儿子在爬树砍柴时不小心落下摔伤，扭伤了脖子，同时还造成了肱骨骨折。彭叟找到了蔺道人，恳求他救救他的儿子。蔺道人看到彭叟儿子的状况，认真地查看了伤情后针对患处进行了手法整复治疗。几天后，孩子就痊愈了。这件事过后村民们知道蔺道人的医术高明，向他求治的人越来越多。于是他就将自己的医疗技术和正骨书籍毫无保留地传授给彭叟，自己则另寻能够静处的环境安度晚年去了。彭叟将其传授整理为《理伤续断方》，因为这是蔺道人所传授的，故改名为《仙授理伤续断秘方》。

⊙古今评说

源远流长的中医正骨疗法治疗骨伤科疾病损坏少、不良反应少，甚至可以说是无损坏、无不良反应，以“不开刀、不吃药、康复快、花钱少”为特色，因此，被称为“绿色疗法”。可适用于各种原因导致的骨折、关节脱位、小关节功能紊乱、软组织挫伤，以闭合治疗为主。它是祖国传统医学的重要组成部分，通过几千年的实践证实，确实行之有效，是中医骨伤科的精髓，是中医宝库中的珍宝，是我国宝贵的非物质文化遗产。

大受好评的推拿疗法

⊙拾遗钩沉

中医推拿疗法历史源远流长，早在新石器时代晚期，生活在黄河流域的中华祖先就在与野兽搏斗中或劳动中，应用一些能够祛病的抚摸手法，使推拿这一源于人类自卫防御本能的自发医疗行为逐渐发展成为人类早期的医学手段。《史书》记载，黄帝时期的名医俞跗就将“案机”这一古代推拿技术应用于临床。我国最早的医书《黄帝内经》对推拿也有所记载，那时称为按跷，这说明当时我国已有推拿疗法。

早在殷商时期的甲骨文卜辞中，就有女巫医为人按摩治病的记录。春秋战国时期，涌现出众多学派思想，并对推拿治疗疾病有所记载。在命名上，当时已将用手法抑压和揉扶的疗法称为“按摩”；将使患者屈伸手足、呼吸俯仰的疗法称为“导引”、“跷引”，两法合用，称为“按跷”、“挢摩”。《韩非子》《老子》《墨子》《史记·扁鹊传》等对推拿疗法都有记述，并且形成了一些手法。秦汉时期是我国历史发展的一个重要阶段，按摩术也随医学发展而形成独立体系，出现了我国推拿按摩史上的第一部著作《黄帝岐伯按摩》10卷，在推拿史上有很大影响。

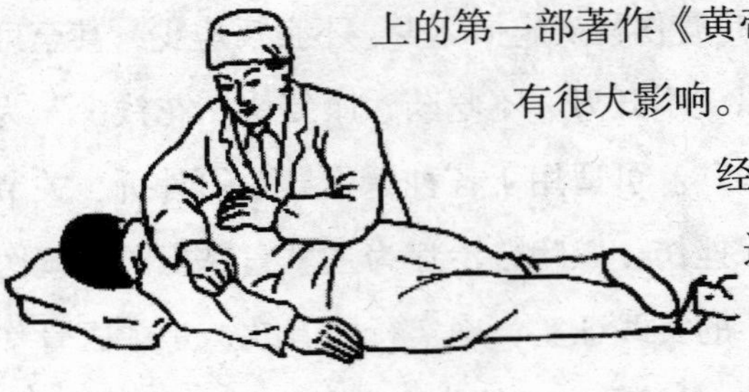

推拿疗法

经过漫长的岁月，按摩术在我国逐步得到了发展。晋唐时期前后近700年，推拿按摩已发展到鼎盛阶段，并且推出小儿按摩的新方法，这一时期的《诸病源候论》和史称三大方书的《肘后备急方》《千金方》《外台秘要》，集中记载了按摩术在这一时期的杰出成就。按摩成为宫廷医学教学的四大科目之一。《唐六典》介绍了按摩可以治疗“风、寒、暑、湿、饥、饱、劳、逸”八疾，大大拓展了按摩的应用范围。此时，我国医学得到迅速发展，医学知识与技术随中外交流的扩大，远播海外。

宋元时期按摩术受到严重阻碍。宋朝太医局取消隋唐以来宫廷教育中设置的按摩科。尽管如此，以收集民间单方、验方为主的《太平圣惠方》《圣济总录》仍记载了宋朝医家在按摩上所取得的成就。这时期很重视手法分析。

明朝，是中国推拿发展史上的第二个盛世，太医院又重设按摩科。在小儿推拿方面初步积累了丰富的临床经验和理论知识。公元1601年，我国第一部小儿推拿专著《小儿按摩经》问世，小儿推拿作为推拿学科的一个分支已经形成，并在辨证、手法、穴位、治疗等方面形成了独特的体系。此外，这一时期首先提出“推拿”这一学科的名称。

清朝，虽然太医院撤消了按摩科，但正骨推拿、一指弹推拿、保健推拿等都相继取得了很大的成绩。另外，清朝的推拿医师在运用推拿治疗伤科病方面取得了令人瞩目的成就。《医宗金鉴》中，将摸、接、端、提、按、摩、推、拿列为伤科八法。伤科推拿这一推拿分支在此时期基本形成。

新中国成立初期，推拿疗法又迎来了蓬勃发展的时期。许多省、市医院设立了推拿科，全国各地举办推拿培训班，并有按摩专门培训基地。改革开放后，在传统推拿手法的基础上又发展出来捏脊疗法、推拿麻醉，并运用于临床。现在全世界都关注着推拿这一古老的疗法，相信不久的将来，富有浓郁中华民族特色的推拿疗法会在全世界范围内得到迅速的推广和发展。

⊙史实链接

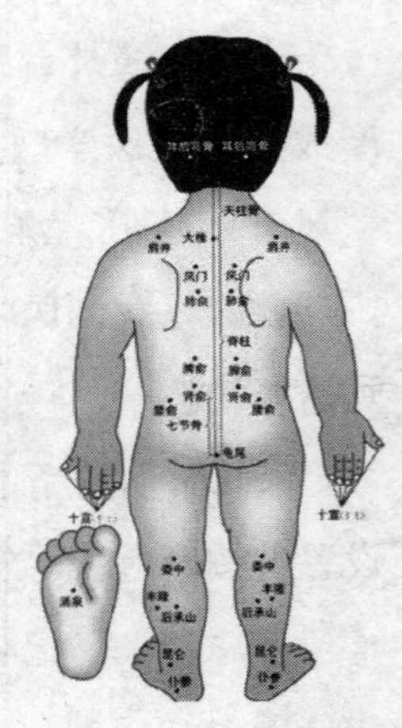

小儿按摩经

由于推拿具有无痛苦、无毒副作用的特点，故在小儿疾病的防治和小儿保健方面具有优势。汉朝的《五十二病方》里第一次提到了小儿推拿。到16世纪末，四明陈氏在前人的基础上，从理论和实践两方面对小儿推拿作了总结，写成了中国第一部小儿推拿专著《保婴神术》，又称《小儿按摩经》，被收录在《针灸大成》中，得以流传。从此，小儿推拿作为独立一科，为防治小儿疾病作出了不可磨灭的贡献。

小儿推拿又称为“推惊”、“摩惊”、“按惊”等，它是传统中医的重要组成部分。小儿推拿针对各种小儿问题，运用不同的补、泻手法，增强小儿机体的免疫能力，以达到疾病预防和健康调理的目的。小儿推拿可具体应用于小儿泄泻、反复感冒、咳、喘、小儿疳积、消化不良、遗尿、夜啼等问题。此外，通过对新生儿的保健按摩，能够提高其机体免疫力。小儿推拿是一种安全、绿色的健康系统保健和调理方法。

⊙古今评说

推拿疗法之所以拥有神奇的疗效，主要是因为推拿疗法通过不同的手法直接作用在施术部位上，发挥活血化瘀、理筋整复、纠正人体骨骼与软组织解剖部位的异常等局部作用，又通过调整阴阳、舒筋健骨、调节气血和脏腑功能来达到治疗疾病的目的。由于推拿疗法给患者带来的痛苦小、没有毒副作用，容易被患者接受；又因其具有相当好的治疗效果，所以在临床应用越来越广泛，而且势必在中医诊疗活动中发挥更大的作用。

方便快捷的刮痧疗法

⊙拾遗钩沉

刮痧疗法作为我国古老的民间疗法之一，其历史可以追溯到2000多年以前的《黄帝内经》时代，是砭石疗法或刺络疗法的一种，薪火相传，沿用不废。宋朝王裴《指述方瘴疟论》称为"桃草子"。它多用于治疗痧症，即夏季外感中暑或湿热温疟疫毒之疾，皮肤每每出现花红斑点，亦称"夏法"。元明以后，民间治疗痧病的经验引起医学家的注意。如，危亦林的《世医得效方》就对"搅肠痧"进行了记述。又如，杨清叟的《仙传外科秘方》、王肯堂的《证治准绳》、虞博的《医学正传》、龚廷贤的《寿世保元》、张景岳的《景岳全书》等均记载有关痧症及治痧的经验。至清朝，郭志邃撰写了第一部刮痧专著《痧胀玉衡》，在痧的病源、流行、表现、分类、刮痧方法、工具以及综合治疗方法等方面都作了较为详细的论述。此后又有另一部刮痧专著——陆乐山的《养生镜》问世。此两书成为能使刮痧跃为一门专科技术的基石。从此，清朝论述痧病的专著日渐增多，有十多部，其他著作中记载刮痧医术的则更多。

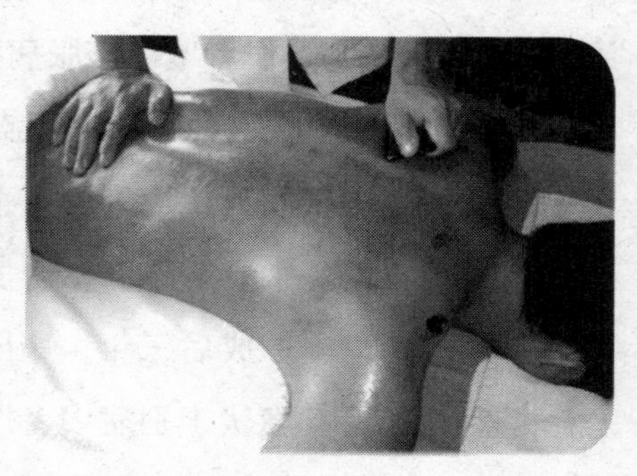

刮痧疗法

谈到刮痧的疗效，"出痧"是至关重要的。刮痧后皮肤表面会出现红、紫、黑斑或黑疱的现象，称为"出痧"。这是一种刮痧后出现的正常反应，数天后可自行消失，不需作特殊处理。出痧的过程是一种血管扩张至毛细血管破裂，血流外溢，皮肤局部形成瘀斑的现象，这种血凝块不久即能溃散消失。“痧”，用现代显微镜去观察，是皮下组织的毛细血管瘀血，这种人为的“创伤”，正是西医学无法理解和无法接纳之处：既然是治病，理所应当为人祛病消痛，为什么还往身上再添新伤？而中医的理论解释是：大部分疾病都是由于气血瘀滞造成的，“痧”正是一种病邪的排泄产物，“出痧”则意味着“给邪以出路”，从而改善气血平衡。

从现代病理生理学的角度看，刮痧是通过调节神经、内分泌以及免疫系统，从整体上协调人体各组织器官的功能。这种整体平衡观正是中医科学的内涵。“出痧”的皮肤红红的，看上去有点儿可怕。其实，不管怎么红，都不必担心，因为这对皮肤是没有损害的。红斑颜色的深浅通常是病症轻重的反映。较重的病，“痧”就出得多，颜色也深；相反，病情较轻，“痧”出得少些，颜色也较浅。一般情况下，皮肤上的“瘀血”会在3~5天内逐渐消退，迟一些也不会超过1周就会恢复正常，不仅不会损害皮肤，而且由于这种方法活血化瘀，加强了局部的血液循环，会使皮肤变得比原来还要健康。

⊙史实链接

《痧胀玉衡》是我国第一部论述痧证的专著。四卷。清朝郭志邃撰于康熙十四年(1675)。作者鉴于痧胀病症发病多、传变快，治不对症，命在须臾，遂搜求前人有关痧胀的医学文献和学术经验，总其大纲，撮其要领，编成此书，系统全面地论述痧胀。上卷列痧胀发蒙论、痧胀要语及痧胀脉法，相当于总论。中卷、下卷结合实际治例，叙述多种痧证，书末附备用要方，是为各论。书成后三年（康熙十七年），郭氏从临床实践中意识到“痧之变幻，更有隐伏于别病中者”，又作后卷一卷，补充了不少有关痧症的诊治内容。但作者根据痧症的临床表现，分症过细，显得名目繁多；

在解释病因、证候等方面，或有附会的观点。郭氏在扩大治疗范围和推广普及刮痧疗法方面作出了重大的贡献，发挥了十分重要的历史作用。

⊙古今评说

刮痧于人体，可以起到促进代谢、排出毒素、舒筋通络、调整阴阳等几个方面的作用。我国传统的刮痧疗法是用边缘光滑的嫩竹板、瓷器片、瓷碗的边缘、小汤勺、铜钱、玻璃或苎麻等不易损伤皮肤的器具，蘸食用油、酒、清水或油脂，在人体皮肤表面进行由上而下、由内向外的反复刮拭，直到皮肤出现红色斑点或瘀血斑块的现象，以解除病痛、治疗疾病的民间自然简易治疗方法。它多应用于治疗发生在夏季和秋季的疾病，如中暑、风热感冒、肠胃消化道病症等。

现代的刮痧疗法是在中医基础理论的指导下，遵循病变特点，用特制的刮痧仪或水牛角刮痧板和具有清热解毒、活血止痛的润滑剂，在古人刮痧基础上进行更为广泛治疗疾病的一种外治方法。由于刮痧疗法具有防治疾病，保健强身，无须服药，简便易行而且见效甚快的特点，深受患者欢迎。

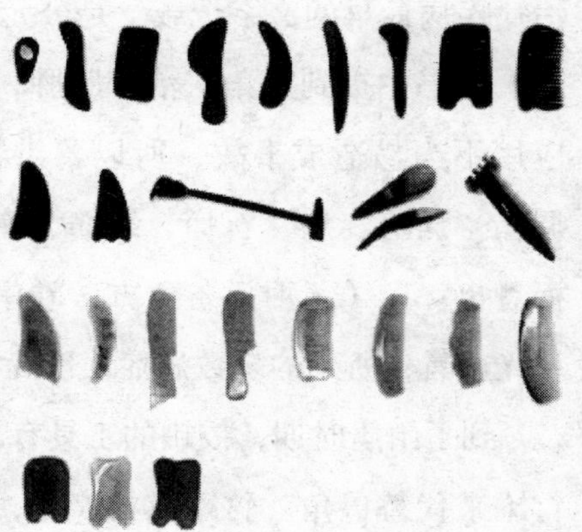

刮痧器具

简便实用的拔火罐

⊙拾遗钩沉

“拔火罐”也是我国民间流传很久的一种独特的治病方法，俗称“拔罐子”、“吸筒”，古代多用于外科痈肿。其起初只是用磨有小孔的牛角筒，罩在患部排吸脓血，所以一些古籍中又取名为“角法”。关于拔火罐治疗疾病最早的文字记载，是公元281~361年间，晋朝葛洪著的《肘后备急方》。书中提到用角法治疗脱肿，所用的角为牛角。鉴于当时此法盛行，应用不当易造成事故，所以葛洪特别告诫要慎重地选择适应证，书中强调：“痈疽、瘤、石痈、结筋、瘰疬，皆不可就针角。针角者，少有不及祸者也。”（《肘后备急方·卷中》）这显然是有道理的，即使以今天的目光来看，所列的多数病症，也确实不是拔罐的适应证。

到了隋唐时期，拔罐的工具有了突破性的改进，开始用经过削制加工的竹罐来代替兽角。竹罐取材广泛，价廉易得，大大有助于这一疗法的普及和推广；同时竹罐质地轻巧，吸拔力强，也在一定程度上，提高了治疗的效果。在隋唐的医籍中，记载这方面内容较多的是王焘的《外台秘要》。

如果说在隋唐时代还是兽角和竹罐交替使用的话，那么到了宋金元时代，则竹罐已完全代替了兽角。拔罐疗法的名称，亦由“吸筒法”替换了“角法”。在操作上，则进一步由单纯用水煮的煮拔筒法发展为药筒法。即先将竹罐在按一定处方配制的药物中煮过备用，需要时，再将此罐置于沸水中煮后，乘热拔在穴位上，以发挥吸拔和药物外治的双重作用。

到了明朝，拔罐法已经成为中医外科中重要的外治法之一。当时一些主要外科著作几乎都列有此法。主要用于吸拔脓血、治疗痈肿。在吸拔方法上，较之前代，又有所改进。用得较多的是将竹罐直接在多味中药煎熬的汁液中，煮沸直接吸拔。所以，竹罐又被称为药筒。这种煮拔药筒的方法，在明清的一些重要外科著作如《外科大成》以及《医宗金鉴》中，都有详略不等的载述，表明此法当时十分流行。

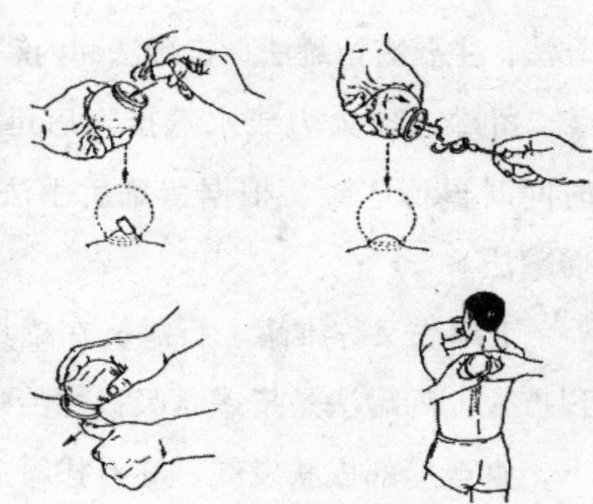

拔火罐

至清朝，拔罐法获得了更大的发展。首先是拔罐工具的又一次革新。竹罐尽管价廉易得，但吸力较差，且久置干燥后，易产生燥裂漏气。为补此不足，清朝出现了陶土烧制成的陶罐，并正式提出了沿用至今的“火罐”一词。对此，清朝赵学敏的《本草纲目拾遗》一书叙述颇详：“火罐，江右及闽中皆有之，系窑户烧售，小如人大指，两头微狭，使促口以受火气，凡患一切风寒，皆用此罐。”同时，一改以往以病灶区作为拔罐部位，采用吸拔穴位来提高治疗效果。同时，拔罐疗法的治疗范围也突破了历代以吸拔脓血疮毒为主的界限，开始应用于多种病症。

同时在吴尚先的著作《理瀹骈文》以及祁宏源的《外科心法要诀》中，对于我国火罐的产地、使用方法和适应证等，介绍得就更为清楚了。

刮痧拔罐，作为祖国医学的瑰宝，经历了数千年的风雨历程，以其简便实用的特点被人们所崇尚，并在未来的人类历史中发挥着极其重要的作用。

⊙史实链接

拔罐疗法源远流长，现代以单纯拔罐法和复合拔罐法为主。

先看单纯罐法，它是指以罐具为工具不配合其他药物或器械进行治疗的方法，主要有留罐法、走罐法和内罐法。

留罐法以火力或水煮排气后迅速将罐具吸附在适宜部位，留置一段时间时再行起罐。根据留罐后手法的不同、又分为旋转罐法、按罐法和摇罐法。

走罐法又称推罐、行罐，在罐具吸拔后，推拉或旋转罐具，使治疗面积扩大。闪罐法是指罐具吸拔住治疗部位后立即取下，反复进行吸住、起下，直至局部皮肤发红。亦有拔罐后稍推拉或旋转后用力拔下，罐具发出响声，反复数次，故称响罐。

再看复合罐法，它是指在拔罐前后或拔罐中结合其他器械或药物治疗的一种方法，以所用其他器械的不同，可分为针罐法、药罐法、红外罐法、紫外罐法、激光罐法等。

⊙古今评说

拔罐，作为祖国医学的瑰宝，经历了数千年的风雨历程，以其简便实用的特点被人们所崇尚，并在未来的人类历史中发挥着极其重要的作用。

中医手术大观

⊙拾遗钩沉

如今，一提到手术人们都认为它是现代医学（西医学）常用的外科治疗方法，而认为中医是治疗慢性疾病常用的方法，其实这是人们对中医的误解。

中医外科学的起源要追溯到原始社会，人们在劳动和生活中发现了用植物包扎伤口、拔去体内异物、压迫伤口止血等最初的外科治疗方法。以后，发展到用砭石、石针刺开排脓治疗脓肿。殷商时期出土的甲骨文已有外科病名的记载。中医药学的第一部经典著作《黄帝内经》中涉及外科疾病近30种，并最早提出用截趾手术治疗脱疽。汉朝张仲景的《伤寒杂病论》中所载大黄牡丹皮汤、薏苡附子败酱散、乌梅丸等，至今仍为临床所采用。汉末华佗是我国历史上最著名的外科医生，他第一个应用麻沸散作为全身麻醉剂进行死骨剔除术、剖腹术等，堪称外科鼻祖。

外科手术疗法早在三国鼎立时期就已经被许多中医广泛应用于临床。由于这个时期战争频繁，士兵和老百姓受伤、生病的很多。所以相继出现许多名医，华佗是当时最有名的医生，对外科尤为擅长，曾多次成功地开腹剖背。

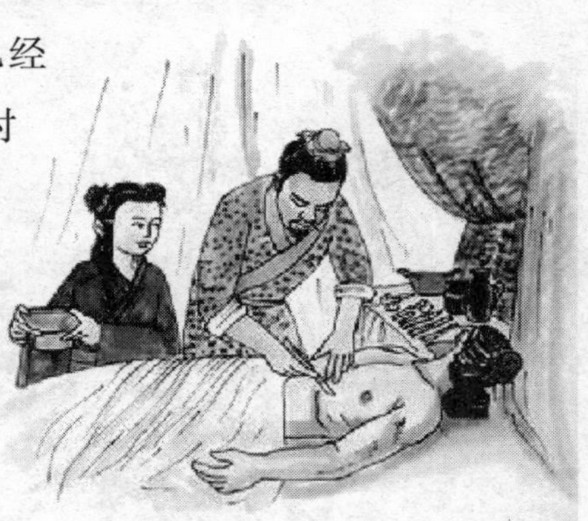

华佗手术疗法

隋朝巢元方所著《诸病源候论》是我国现存最早论述病因病机的专

著，书中对40余种皮肤病的病因病理进行了阐述，还记载了肠吻合术、人工流产、拔牙等手术，说明当时的外科手术已达到较高水平。

唐朝孙思邈的《千金方》中记述的手法整复下颌关节脱位手法，与现代医学的手法复位相似：而其中应用葱管导尿治疗尿潴留的记载，比1860年法国发明橡皮管导尿早1200多年。

金元时期外科学进一步发展，以陈自明的《外科精要》的影响较大，他首次把26部脉象变化和外科临床紧密结合起来，还指出外科病是阴阳不和、气血凝滞所致，为外科整体观念的建立作出了贡献。

明清时期，中医外科学进入自身发展的黄金时期。最有代表性的外科三大主要学术流派为：以陈实功的《外科正宗》为代表的正宗派、以王维德的《外科全生集》为代表的全生派以及高秉钧的《疡科心得集》为代表的心得派。此外，汪机的《外科理例》首创玉真散治疗破伤风。我国第一部梅毒病专著陈司成的《霉疮秘录》也成书于这一时期，书中指出梅毒由性交传染且可遗传，并详细记录了应用砷、汞剂治疗梅毒的方法。

近代外科方面有代表性的专著如吴尚先的《理瀹骈文》，该书集外治法之大成，主张以外治法通治内、外诸病，载方1500余首。此外，还有马培

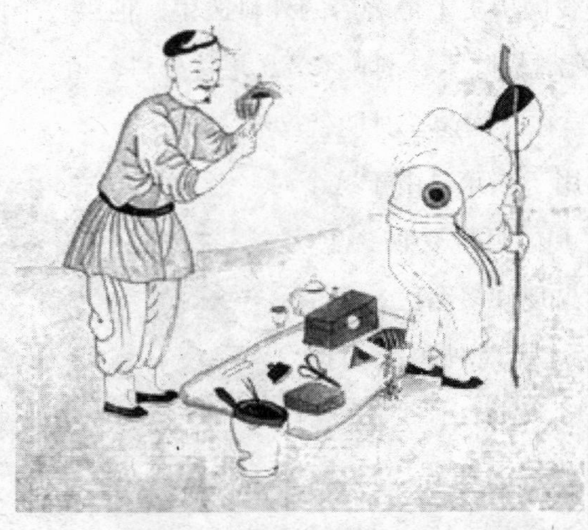

外治法

之的《外科传薪集》及张寿颐的《疡科纲要》等十几种外科专著。

中医外科的治疗方法包括内治法和外治法，尤重视外治，外治法是中医外科学的一大特色，作用迅速，能够直接观察。外治法的种类很多，分为药物疗法和手术疗法两类，主要包括黑膏药法、油膏法、箍围药法、药酒法、乳剂药法、熏洗药法、烙法、切开、挂线、吹药、药捻（线）、砭镰法等。中医外治法有许多优点，如直接作用于病变部位，起效快；拓展给药途径，与内治法相得益彰；毒副作用少等。中医外科不仅对一般小疡疖肿可以获得较好的疗效，而且对一些外科危证、重证也须外治法配合治疗。各种疗法各具特色，适用于不同疾病。如常见的疖肿及乳腺炎初期，外敷太乙膏等多可治愈；重证如癌肿，外治法也甚有疗效。

⊙史实链接

祖国传统医学对人体骨骼的认识是很早的，《黄帝内经》中曾有不少记载。明朝著名医家王肯堂(1549–1613)所编的《疡医证治准绳》中曾记载了人体骨骼的数目和形状。到清朝时出现了中医骨骼解剖专著——《释骨》一卷。

《释骨》是清朝著名医学家沈彤所撰。沈彤，字冠云，号果堂，吴江县（今属江苏）人，精研医学，尤长于骨科学，他主要参考《黄帝内经》、《针灸甲乙经》中所载人体骨骼的部位、形象、名称，引证《说文》等书，考证训诂逐条加以注释，虽然文字并不多，但考证精赅，订正了前人记述全身骨骼部位名称的错误，如指出《素问·骨空论》“骸下为辅”、“下”字乃“上”字之讹等，而著成《释骨》一书。这是我国最早的中医骨骼解剖专著。

⊙古今评说

中医外科学历史悠久，几千年来，中医外科自身经历了经验的积累、理论的形成与发展、临床治疗方法的建立与完善等过程，并受到所处时代科学技术水平、中医学整体发展及西医外科学等外部大环境的影响。在治疗方面，具有治疗方法简便、疗效确切、不良反应少等鲜明的特点与优势，是经过漫长的历史发展，在医学实践中不断丰富起来的，是中医药学宝库中一个重要的组成部分。

五、奔向世界的祖国传统医学

人痘接种术

⊙拾遗钩沉

中国是一个伟大的文明古国。造纸、印刷、火药、指南针被誉为古代中国对世界作出杰出贡献的“四大发明”。在预防医学方面，中国古代发明的预防天花的“人痘接种术”，其作用与影响并不亚于“四大发明”，故可称为中国的第五大发明。

在世界疾病史上，天花是波及面极广、危害严重、流行时间较长的烈性传染病。

我国本来没有天花，大约2世纪时由国外传入，当时称“虏疮”。晋朝医家葛洪在《肘后备急方》中最早描述了天花病，并说“剧者多死”，幸存者将在皮肤上留下许多疤痕。自天花在我国流行之后，古代医家创造了人痘接种术。

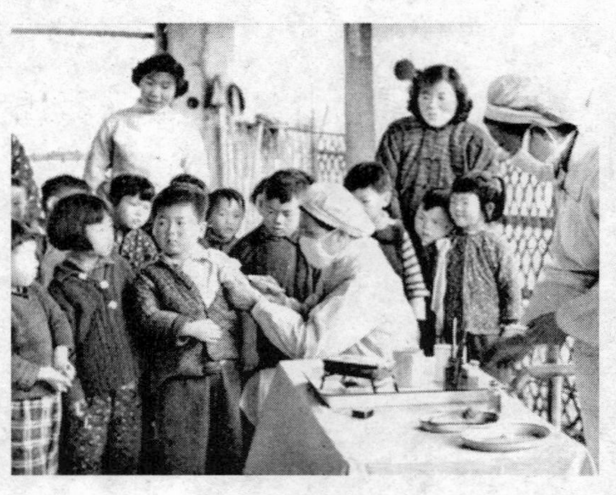
人痘接种术

人痘接种术开始只在少数专家中开展，后来逐渐为儿科医生所掌握。由于它预防天花的效果比较好，于是受到当时统治者的重视。1681年，清朝康熙皇帝鉴于“国初人多畏出痘”，于是招聘江西种痘医生朱纯嘏入内庭种痘。朱氏种痘，卓有成效，被授予御医。

朱纯嘏先为皇室子孙和宫廷官员子孙种痘，然后奉命赴“边外四十九旗及喀尔喀诸藩”种痘，“凡所种皆得善愈”。看来，在推广应用人痘接种术预防天花这一点上，康熙有不可磨灭的功劳。

医家在人痘接种的实践中，不断对痘苗的选择和接种方法作了改进，以便提高接种人痘的安全性和有效率。当时主要的接种人痘的方法有痘衣法和鼻苗法(包括浆苗法、旱苗法与水苗法)。痘衣法是把正在出天花患者穿的贴身内衣给未出过天花的人穿两三天，使后者发生反应而产生对天花的免疫力。后来发现，这种方法有时不可靠，难以产生免疫力，有时感染太重而致死亡。而痘浆法则是用棉药团蘸天花患者的痘内浆液，塞入未出天花者的鼻腔内，这种方法一般不会出现没有免疫反应的情况，但也难免染上重型天花。痘浆法是鼻苗法中最初采用的一种，为了防止出现染上重型天花的危险，在痘浆法的基础上又加以改进，先后提出旱苗法、水苗法。旱苗法是将天花患者痊愈期的痘痂研细，吹入接种对象的鼻腔内，水苗法则是将上述研细的痘痂用净水调湿，用棉花团蘸后塞入鼻腔内。

除了接种方法之外，还对痘苗的优劣进行筛选，并发现了一些规律，掌握了改时苗为熟苗的技术。这种“熟苗”，毒力缓和，更有安全性，成功率高过97%，可见当时该术已经达到很高的水平。由于预防天花的效果较好，所以经过改进的人痘接种术逐渐在各地流传开来。

⊙史实链接

传说唐宋时期我国就发明人痘接种术。1884年，刊行的《牛痘新书》说:“自唐开元间，江南赵氏始传鼻苗种痘之法。”1713年，朱纯嘏《痘疹定论》一书记载，宋真宗时，峨嵋山神医曾为丞相王旦之子接种人痘，预防天花。比较可信的史料是1727年俞茂鲲《痘科金镜赋集解》记载的:“又闻种痘法起于明朝隆庆年间(1567~1572年)，宁国府太平县(今属安徽)，姓氏失考，得之异人丹家之传。由此蔓延天下。至今种花者，宁国人居多。”1742年张琰著的《种痘新书》中也有相近的说法。可见，我国的人痘接种术最迟在16世纪中叶就已发明了。

⊙古今评说

人痘接种术的发明并成功的应用，很快受到国外人士的重视，并以各种途径在世界上广泛传播。1688年，俄国就派人到中国学痘医。后来经过土俄战争和丝绸之路，中国的人痘接种术传到土耳其。英国驻土耳其公使夫人蒙塔古在土耳其学会人痘术，于1718年带回英国并加以传播，此后盛行欧洲。大约18世纪20年代，人痘接种术开始在美洲传播。1744年，杭州痘科医生李仁山抵达长崎，首次把人痘接种术传授给日本医生。1752年，详细记录人痘接种术的《医宗金鉴》传入日本，此术在日本流传更广。又于1763年前后，传入朝鲜。这一时期，人痘术还传至亚洲其他国家和地区。

人痘接种术不仅是牛痘发明前预防天花的有效方法，而更为重要的是它成为人工免疫法的先驱。18世纪法国启蒙思想家、哲学家伏尔泰曾对我国人痘接种术大加赞扬，他说:“我听说一百多年来，中国人一直就有这种习惯，这是被认为全世界最聪明最礼貌的一个民族的伟大先例和榜样。”

人体自我修炼的气功导引

⊙拾遗钩沉

气功和导引，实为同义。在古书记载中很少有“气功”二字，而有关气功的内容在古代通常被称为导引、吐纳、行气、服气、炼丹、修道、坐禅等。它是起源于上古的一种养生术，指通过呼吸俯仰和肢体屈伸运动，以行气活血、除病强身的养生治疗方法。气功导引可谓我国古代的医疗体育和养生方法的结合，是中国最早的一种医疗保健体操。

导引术，起源于原始社会末期。在那时，环境恶劣、百病丛生。为了消除疾病，有人曾发明一种舞蹈，据说可“利关节”，对疾病起到“舞以宣导之”的作用。这些舞蹈动作就是古代导引的起源。

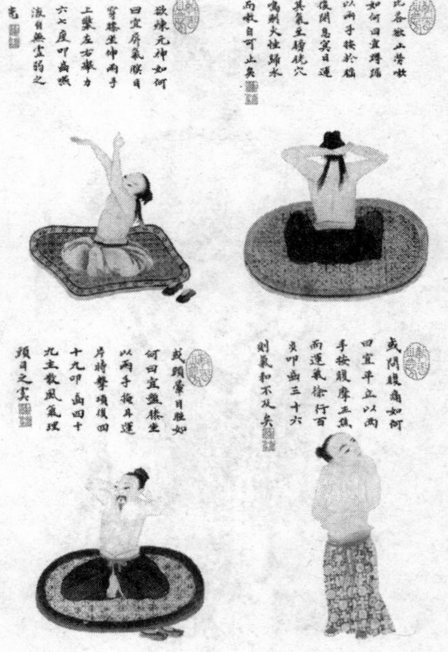

导引图

自春秋战国时代始，人们在道家思想的直接影响下，逐渐形成了一种统一的“形神一体”思想以及运动与静养相结合的养生思想，从而揭开了具有东方神秘色彩的中国古代养生史的崭新一页。春秋战国时期，导引术就已经非常流行，为当时的“神仙家”与医家所重视。后来为道教承袭，作为修炼方法之一，并将其继承发展，认为它有调营卫、消水谷、除风邪、益血气、疗百病以至延年益寿的功效，用于治疗肌肉萎缩、关节转动失灵，或由于寒热造成血气不调的疾病。随着科学文化事业的迅速发展，这一时期养生的思想与方法日臻完善。

身体的强健和精神的强健往往是连在一起的。而气功导引的三大要素是“调身”、“调息”和“调心”，也说明了身体和精神相互协调的重要作用。调身，是指姿势自然放松，是顺利进行气功呼吸和诱导精神松弛的先决条件。调息，则是指通过锻炼，改胸式呼吸为腹式呼吸，改浅呼吸为深呼吸，最后练成自发的丹田呼吸。而调心，意即心无杂念，集中意念于一点，即意守丹田或留意呼吸。

自古流传的健身气功中，应用最广泛的是“五禽戏”、“易筋经”和“八段锦”三种。

三国时期的著名医家华佗，把导引术作了归纳总结和延伸，从而创造出了最负盛名的“五禽戏”，即虎戏、鹿戏、熊戏、猿戏、鸟戏。五禽戏是结合中医理论编成的一套具有民族特色的仿生类功法，具有明显的强身健体作用，长期以来深受历代养生家和人们的欢迎。

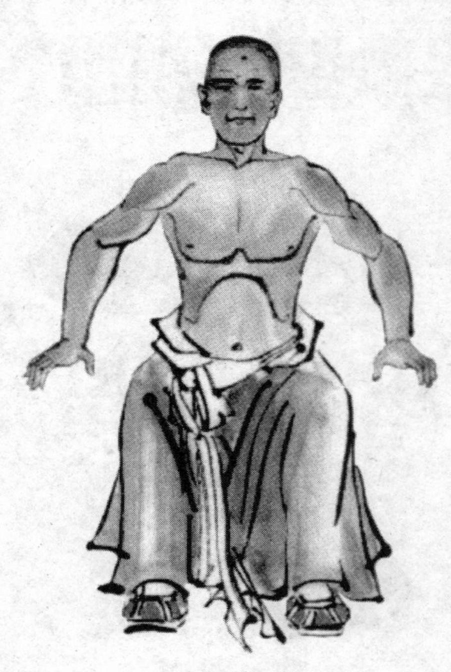

达摩易筋经

“易筋经”作为源自我国古代的一种以强壮筋骨为目的的健身方法，强调对肢体，尤其是对脊柱的屈伸、扭转和牵拉，以增强对脊髓的调节。在易筋经的流传过程中，少林寺僧侣起到了重要作用，曾对其改编并用以健身。现代研究表明，后人根据现代健身理论改编和简化了的易筋经，对增强心血管系统、呼吸系统、消化系统的功能，以及身体平衡能力、柔韧性和肌肉力量等均有良好的效果。

“八段锦”起源于宋朝以前，在明清时期逐渐发展完善，是历代养生家和练习者共同创造的传统健身方法。由于其动作简单易学、健身效果良好，是中华养生文化中的瑰宝，一直深受人们的喜爱。经研究测试，习练八段锦有助于改善呼吸系统、神经系统以及循环系统的功能，增强细胞免疫功能和抗衰老能力，从而促进心理健康，提高上下肢力量、平衡能力和关节的灵活性。

⊙史实链接

《内经图》，又名《内景图》，为北宗气功、小周天功法等气功练功法的秘要，是我国底蕴深厚的古文化中不可思议的智慧结晶。

《内景图》严格讲是人体内脏的解剖图，其目的是要给予学习人体解剖、内脏关系的人以图示，而《内经图》则明显富有道家养生方法图示的目的。《内经图》与《内景图》实际上可能都源于《黄帝内经》之有关内容，而《内经图》之命名，可能包含着“内丹修炼”经典之意。

《内经图》描绘在人身之内，内炼“精气神”的途径；以不同的人物进行各式的动作，喻示人身不同部位的奥秘及其相互之作用：以流水代表人身“精气”运化之渠道，以“城门、桥梁、重楼”代表精气之官窍；《内经图》更以精妙诗句，吟咏出修真的重点。修者可以按图中的提示，以自身实践验证，采参悟修真的理法。

⊙古今评说

祖国传统医学认为，导引的作用是通过各种练功手段进行锻炼和活动，以加强人体的气化作用。古时候又叫“化生之道”。实际上就是人体内的气体交换、食物消化、血液循环、津液运化、废物排泄等，是一种生理新陈代谢的过程。人们通过运动加强了这种生理新陈代谢过程，从而达到平衡机体阴阳、调节气血、培植真气、扶正祛邪、强健筋骨的作用。其一方面可以导引疗病，另一方面则可保健养身。

气功导引术作为我国传统文化中不可或缺的部分，被现代医家所重视。人们只要按其方法缓缓地运动肢体关节，使全身气血调和，就能够达到导引防病保健的目的。现代人们一直重视的运动养生，以及从印度传入的瑜伽健身，都是从古时的导引术而来的。

气功导引术只是一种强身健体的手段之一，有些人打着气功的幌子进行封建迷信宣传，甚至鼓吹长生不老、神乎其神的气功疗效是一定要予以反对和抵制的。

轰动世界的麻醉妙术

⊙拾遗钩沉

外科医生在动手术之前，必须首先对患者进行局部麻醉或者全身麻醉，才能减轻病人的痛苦，保障手术的顺利进行。

用什么样的办法才能收到良好的麻醉效果呢？医学上常用的办法是使用麻醉药物。把麻醉药物注射到人体内，对某一部位进行局部麻醉，或全身麻醉。

我国古代名医华佗，早在汉朝末年就曾发现了一种麻醉药物称为麻沸散，将这味中药与酒一起服用后可作全身麻醉，他采用这种麻醉方法进行

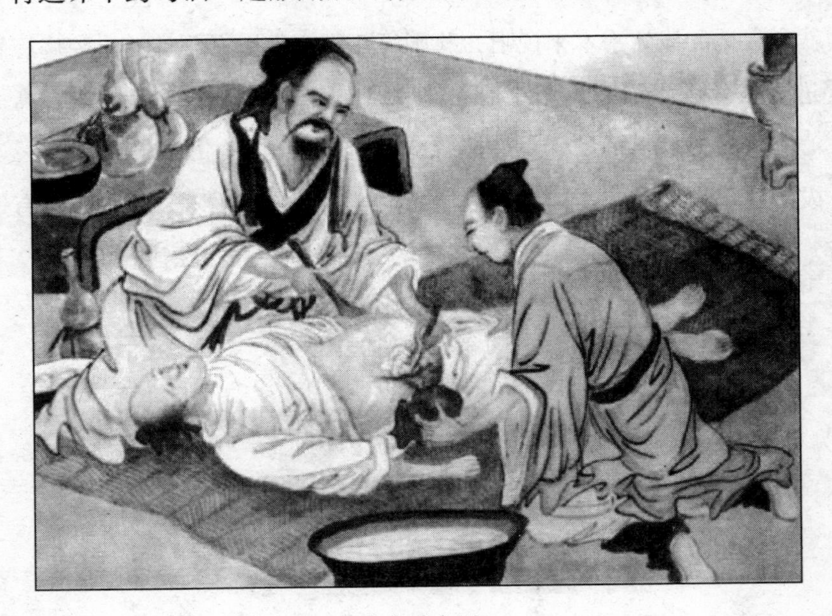

华佗手术图

过腹部外科手术。

新中国成立后，中西医紧密结合，于1958年，开展了用针刺穴位代替药物麻醉手术的大胆尝试，终于获得了成功。利用针刺麻醉，可做头、胸、腹各腑脏器官和肢体等各部位的手术100多种，成功率达80%左右。

20世纪60年代以来，随着激光技术的发展，在进行激光针灸疗法研究的同时，又进行了激光针刺麻醉的研究，这种由传统的针刺麻醉与激光技术巧妙结合而成的新的麻醉方法，首先在我国获得成功，现已传到国外。

采用激光针刺麻醉的方法治疗时，激光针用不着消毒，完全无菌，对人体组织没有任何损伤，也不会引起任何感染。在手术的过程中，患者不会有酸麻胀痛的感觉，因而，容易被患者接受。激光针的使用非常灵活简便，只要移动光导纤维，就可以将激光针刺到患者身体外表的任何部位。通常，每个穴位每次光刺的时间为10~30秒，治疗时间较短。激光针的定位也很容易，而且，针尖功率密度的大小也随时可以调节，能较好地适应各种疾病治疗的要求。

就拿常见的拔牙手术来说吧，我国每年都有数以百万计的口腔病患者，需要进行拔牙手术治疗。其中有相当一部分年老体弱的患者，患有高血压病、心脏病等慢性疾病的患者，以及少数对麻醉药物过敏的患者等。

拔牙是非常疼痛的。拔牙手术相当困难，必须在手术之前，施行有效的麻醉。世界各国至今仍沿用药物麻醉的方法。常用的麻醉药物有普鲁卡因

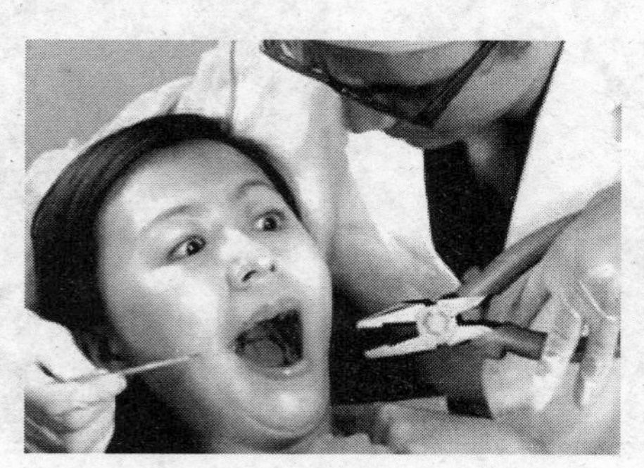

激光针刺麻醉拔牙

和利多卡因针剂，将这些麻醉药剂注射到牙齿患部的周围，以便对患部进行局部麻醉后，施行拔牙手术。然而，这有可能引起患部的感染，产生血肿或神经损伤，甚至有可能出现药物过敏、中毒与休克等异常现象。

我国周岳城大夫等，很早以前就采用激光针刺麻醉的新方法进行拔牙手术，已经进行了5000余例，均取得了较好的疗效，充分显示了这种新的麻醉方法的优越性。

在进行拔牙手术之前，他们采用3只功率为4~6毫瓦的氦氖激光器，从中发出3束直径约为2毫米的红色激光束，分别照射在脸部的四白、颧髎以及颊车等主要麻醉穴位上。只要照射大约5分钟，便可产生非常显著的麻醉作用，在拔牙过程中，获得良好的镇痛效果。

⊙史实链接

在激光针刺麻醉中所采用的激光器，以低功率的氦氖激光器用得最多，用它发射出来的微细的红色激光束直接照射到穴位上即可。它的功率一般只需要5毫瓦左右。用这么细小的激光束，就能在人体肌肉组织内部穿进1.5 ~ 2厘米。这种小型氦氖激光器的体积很小，只有一盏8瓦日光灯那么大。

由于激光是一种高频电磁波，当人体的局部组织受到激光束的照射后，在较强的电磁场的作用下，使得人体内部生物电的强度发生改变，从而调节了人体的生理状态，使得人体组织内部激发出来一种能抗痛的物质，提高人体组织的抗痛能力，起到麻醉的作用。

在各种外科手术中，采用激光针刺麻醉的方法，均取得了良好的效果。

⊙古今评说

激光针刺麻醉开创了一个良好的先例，引起了国内外医学工作者的普遍重视。英、美、法、德、日、加等国际友人纷纷来访参观，他们一致认为西方国家还没有这种麻醉方法。他们称赞这种新的麻醉方法是中国中医学现代化、现代激光技术与传统针灸相结合的成果。

激光针刺麻醉，这种新的麻醉方法，已显示了它的无比的优越性和强大的生命力。目前，这项新技术正在国内外迅速推广，为人类的健康作出新的贡献。

戊肝防控的重大突破

⊙拾遗钩沉

1955年11月中旬，季风使流经印度德里市的赞木纳河水位猛涨。德里市自来水厂下游700米处，是城市下水道出口。河水暴涨，使下水道排放的生活污水倒流至自来水厂抽水处，城市自来水被污染。160万德里市民被迫饮用被下水道污水污染的自来水。紧接着，在1955年底至1956年10月，德里市发生传染性肝炎大流行，9.7万人患肝炎，其中2.9万人出现黄疸。

印度德里市这次传染性肝炎大流行，曾长期认为是甲肝病毒引起的。但科研人员经过检验，排除了甲肝感染。此外，这次肝炎暴发的流行病学表现及乙肝病原检测也否定了是乙肝病毒感染引起。于是，科研人员将这种肝炎称为肠道传播的非甲非乙型肝炎（戊肝）。

经过10多年的努力，1989年，科研人员应用分子克隆技术，终于获得了这种通过肠道传播的非甲非乙型肝炎病毒。在1989年东京召开的国际非甲非乙型肝炎及血液传染病会议上，科学家们自豪地向世界宣布了这种新发现的肝炎病毒，被命名为E（戊）型肝炎病毒。

戊型肝炎病毒导致每年大约2000万人感染。由此而导致每年大约300万人患急性病症，而7万人死亡。这对孕妇来说是特别危险的，孕妇感染戊肝后病死率特别高，尤其是妊娠中晚期感染戊肝的孕妇，病死率可高达20%~39%。据世界卫生组织估计，全球

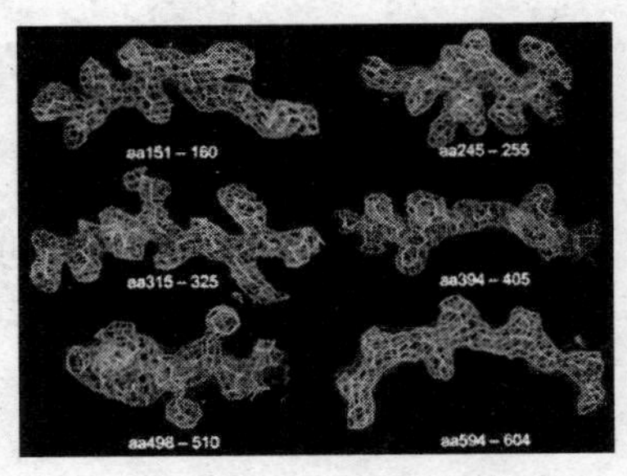

戊型肝炎病毒结构图

三分之一的人口曾感染过戊型肝炎病毒，在南亚和东亚每年约发生650万例戊肝，导致16万人死亡及2700例胎儿流产。我国近年戊肝发病率也逐年上升，发病率在成人急性肝炎中位居首位。

由于世界尚没有针对戊肝感染的特异性治疗，于是，研制有效预防的疫苗就成为最好的选择。

就目前了解的情况来看，全球研发戊肝疫苗的企业并不少，但是能做临床研究的只有一家英美联合研制机构。这家机构曾在2000年时进行了首次临床研究，后来进入到二期后就停止了。原因很可能是研究技术及经费较高。 2012年，北京万泰生物药业股份有限公司与厦门大学联合研制的重组戊型肝炎疫苗，正式获得国家一类新药证书和生产文号，成为世界上首个用于预防戊型肝炎的疫苗。

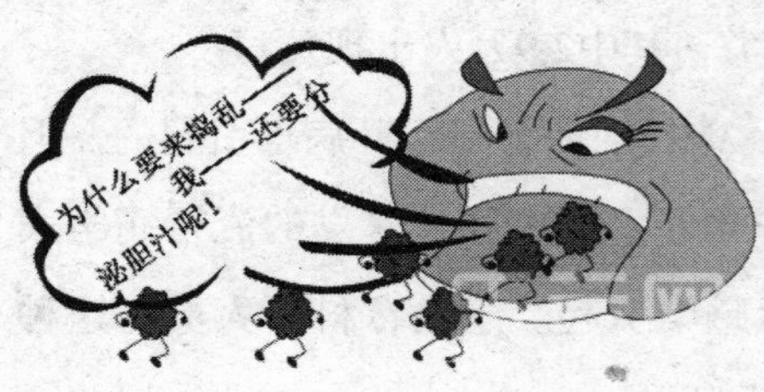

戊肝病毒入侵

众所周知，传统方法主要是利用鸡蛋、细胞对病毒进行培养，再经过人工减毒、灭活方法制成疫苗。由于戊型肝炎病毒组织培养困难，难以研制减毒或灭活疫苗，因此基因工程疫苗的研制成为各国学者研究的焦点，但多年来始终没有任何一种候选疫苗获批上市。 我国研制的疫苗是利用戊肝病毒中的一段结构，与人体内的大肠埃希菌“结合”，生成一个新的结构，最终用它来研究制成戊肝疫苗。

⊙ 史实链接

1986年7月1日，新疆南部下了一场当年最大的雨。雨水冲刷着地面的粪便，污染了当地的河、渠水和涝坝水（涝坝是简易土制露天蓄水池，涝坝水是当地居民主要饮用水源）。自9月开始（正好相隔一个戊肝潜伏期），戊肝开始在新疆南部的和田、喀什和克孜勒苏三个地区流行。仅和田地区就有2.3万多人罹患戊肝。其中不足20万人的洛甫县就有近1.9万人患病，发病率高达10.45%。该县的多普乡，几乎每3人中就有1人发病。祸不单行，1987年6月10日，新疆南部又下了一场10年未遇的大暴雨。相隔一个戊肝潜伏期后，该地区又发生了第二次戊肝大暴发流行。前后两次戊肝大流行，导致11.9万多人发病，705人死亡。

⊙古今评说

继甲肝疫苗、宫颈癌疫苗之后，戊肝疫苗成为世界上第三个基因工程病毒疫苗，也是我国唯一一项原创性基因工程重组疫苗。

戊肝疫苗不仅是我国唯一一个原创性基因工程重组疫苗，同时也成为世界上临床试验规模最大的一个疫苗——其三期临床前后历时5年，约有11万名志愿者参与临床试验研究，其中完成连续三次有效接种的人群高达9万多人次，是现存记录中志愿者流失率最低的一次。研究显示，戊肝疫苗具有良好的安全性和保护性。

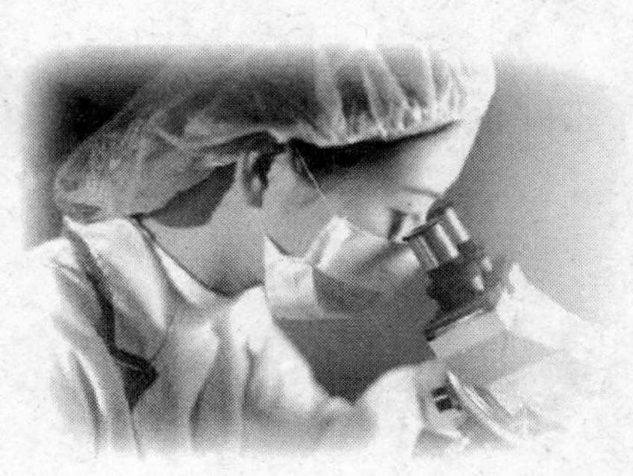
研究制成戊肝疫苗

中国戊肝疫苗的研制成功，赢得了国内外学术界和产业界的广泛赞誉。全球顶级医学刊物及世界卫生组织主办的国际权威刊物均报道过该项成果，并认为“这是全世界戊肝防控领域的一个重大突破”。